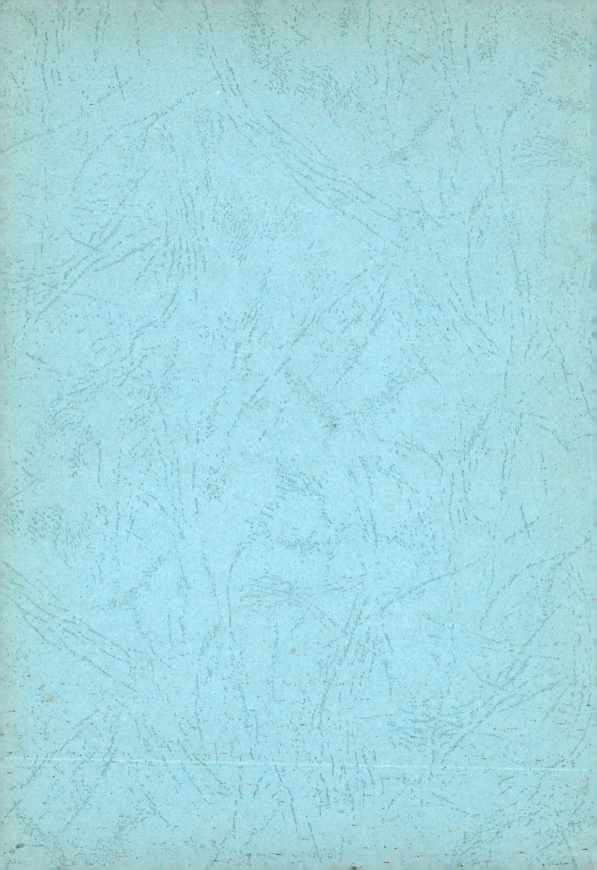

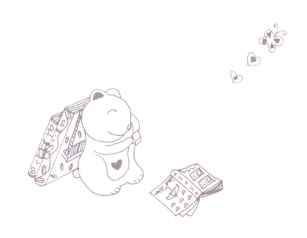

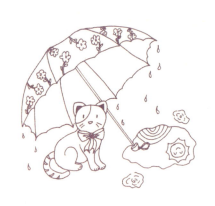

应晓喻⊙著

玉头宝贝 天下无敌

· 我的孕期札记 ·

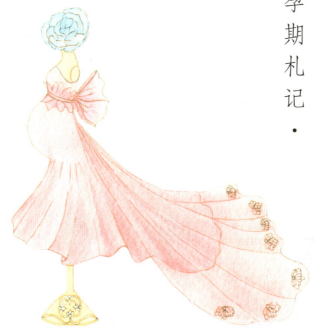

四川大学出版社

责任编辑：马洁如
责任校对：张尹伊
封面设计：跨　克
插　　图：赵雅杰
责任印制：王　炜

图书在版编目(CIP)数据

玉头宝贝　天下无敌：我的孕期札记 / 应晓喻著.
—成都：四川大学出版社，2014.11
ISBN 978－7－5614－8179－0

Ⅰ.①玉… Ⅱ.①应… Ⅲ.①妊娠期－妇幼保健－基本知识　Ⅳ.①R715.3

中国版本图书馆 CIP 数据核字（2014）第 267377 号

书名	玉头宝贝　天下无敌：我的孕期札记
著者	应晓喻
出版	四川大学出版社
地址	成都市一环路南一段24号(610065)
发行	四川大学出版社
书号	ISBN 978－7－5614－8179－0
印刷	四川盛图彩色印刷有限公司
成品尺寸	170 mm×230 mm
印张	11
字数	111千字
版次	2015年1月第1版
印次	2015年1月第1次印刷
定价	28.00元

◆读者邮购本书，请与本社发行科联系。
　电话:(028)85408408/(028)85401670/
　(028)85408023　邮政编码:610065
◆本社图书如有印装质量问题，请
　寄回出版社调换。
◆网址:http://www.scup.cn

版权所有◆侵权必究

谨以此书献给我亲爱的女儿陶陶

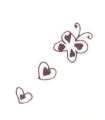

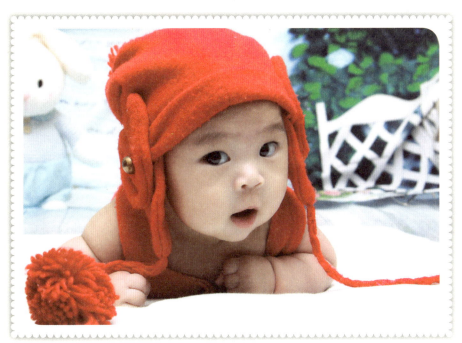

宝宝百天

代序·创生记

看完玉发来的书稿，一时间不知道从何说起。

因为想起她，要说的话可太多了。

八年前我们刚认识的时候，她和现在并没什么两样。分明已经在职场上游刃有余，看起来却还像个不谙世事的小姑娘。在单位里，我瞧着她一边应付俗不可耐的领导，一边又风花雪月得毫不矫情，心中暗暗称奇。那些人情世故，于她竟像是天生便懂得似的，与性格中的天真烂漫全不冲突。家长里短的俗事在她口中亦是趣事，听惯了的庸常念头经她演绎，也常能翻出些不一样的意思来。

我喜欢跟玉儿在一起。她是生活中的"百事通"，方方面面的周到，一半是细致，一半是灵气。和她聊天尤其有趣，一个大大咧咧的乐天派，嬉笑玩闹中有机锋亦有豁达。她的文字也如其人，动情时敏感温柔，内里流淌的骨血却是勇敢坚韧。

我俩还是"大龄女青"的时候，她一边应付着各式各样的相亲邀约，一边悄悄告诉我已经打定主意非喜欢者不嫁。婚后备孕不顺，她见面就跟我抱怨扎针灸喝汤药多么痛苦,又突然会一扬嘴角,开始讲起养娃的各种浪漫念想。待到孩子突然来了,她没有变成束手无策的"大肚婆",却是毅然辞了工作,独自在难捱的孕期里摸爬滚打,任由自己过去的人生经历全部归零重来。

我亲见她在这十个月中的不易:大龄孕妇身体上的重重挑战、怀孕初期毫不减少的工作压力、辞职后各种亲友的批评与劝诫。但在这样的环境里写出的文字,竟还是像从前一样,让人笑得酣畅,哭得痛快。在一切周密的人生计划中,孩子是个无法预料的惊喜。在这样一个惊喜面前,我看到的玉儿,仍像我初识的那个姑娘一样,真纯无邪,坚守心念。

甲午年正月里,一个爆竹声声的早晨,我被手机惊醒。这一刻,玉儿完成了她的成人礼,在崭新的时刻与崭新的生命相遇。

圣经的《创世纪》里这样写:"神说:我们要照着我们的形象,按着我们的样式造人,使他们管理海里的鱼、空中的鸟、地上的牲畜和全地,并地上所爬的一切昆虫。神就照着自己的形象造人,乃是照着他的形象造男造女。"

我们没有上帝的全知全能,无法设计,无法预测。只有凭借那一点点本能的感知,尝试着与新生命接触、对话、理解。也许上帝之后的创生都只是古今世界的延续与轮回,但它对每个女性而言,都是独一无二的体验——是独有的荣耀和特权,亦是无法闪避的磨练与苦难。像玉儿自己在书中说的:"不像是在孕育别人的生命,而竟是在哺育自己。"

你可以把这本书当作一本怀孕生子的指南书。但在我看来，这书更可贵之处在于那种洋溢笔尖的真诚洒脱，让人一边为她向领导摊牌、对抗二手烟、反抗妇产科护士时的勇敢击掌称快，一边又看她毫不讳言自己曾经的懦弱纠结；在于让人相信怀孕也可以是人生新的可能性，跳出圈子，审视自我，淡然而坚决地不从俗随流，在自己的选择中寻求快乐；在于告诉和我一样的职场女性，也许那个"上得厅堂、下得厨房"的千斤重担不是人人都要担起，安全感也不只简单地来源于一份薪水，而是对自我价值的发掘和培养。

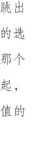

写到这里，突然想起多年前我和玉儿在秋雨打湿的空山中结伴而行。那山谷静谧无风，黄叶如露珠般从枝头片片滴落。生命中的热闹像是突然间凝固了，叶落之时，只剩下心脏仍在搏动。一个新生命的降临，也许就像这黄叶般忽入眼帘，从此在记忆中再也挥之不去。而我们，仍像当年闯入深山的旅人，心存敬畏，一路静默而行。

张茜
2014/5/14凌晨

目录

甜蜜的负担 ………………………… 1

意　外 ………………………………… 3
与医院的第一次亲密接触 …………… 6
向领导摊牌 …………………………… 9
初　见 ………………………………… 15
三次嚎啕大哭 ………………………… 18
办公室里的二手烟 …………………… 24
孕　吐 ………………………………… 29
咖啡念 ………………………………… 31
辞　职 ………………………………… 34
活人能被尿憋死 ……………………… 38
生而为"人" …………………………… 41
苦　夏 ………………………………… 45
在路上 ………………………………… 49
面　试 ………………………………… 54
顺之？剖之？ ………………………… 57
闲情五记 ……………………………… 61
胎动&心动 …………………………… 65
大肚婆 ………………………………… 68
传说中的"顺转剖" …………………… 72

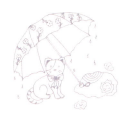

未来来之前 …………………………… 85

哭吧，宝贝 …………………………… 87
小名儿 …………………………… 91
琐碎之恶 …………………………… 95
输在起跑线上 …………………………… 100
如此教育 …………………………… 102
从垃圾分类说开去 …………………………… 106
拿什么保护你，我的孩子 …………………………… 110

孕中饕餮记 …………………………… 113

寂寞的"孕胃" …………………………… 115
精致烤鸭的乞丐吃法 …………………………… 118
西贡在北京 …………………………… 122
记忆中的云南米线 …………………………… 126
朴直的胡椒虾 …………………………… 130
忧伤的甜品 …………………………… 133
偶尔"垃圾" …………………………… 135
烘焙时光 …………………………… 138
鱼头的思想 …………………………… 142

给陶陶的一封信 …………………………… 147

后　记 …………………………… 155

甜蜜的负担

——与想象中正好相反,孕中岁月如梭,颇有山中一日世上千年的恍惚感。从金融街玻璃幕墙的璀璨闪亮,到城南蜗居的细碎阳光,辞职待产像是文句中的顿点,在我这一程的人生之旅上起承转合,标示出无数新的、可能的方向。而今回头相望,我过这十个月竟不像是在孕育别人的生命,而竟是在哺育自己。当孩子在甲午年的正月初一这个怎么看都特别的日子里发出嘹亮的第一声啼哭,仿佛旧的一切戛然而止,新生命携手不可预测的朗阔未来款款而至。从此,母亲因为孩子而成为母亲,孩子因为母亲而成为孩子,我们因为彼此双双获得新生,相携相依,相爱相助,又各有各的路途,各有各的彼岸。

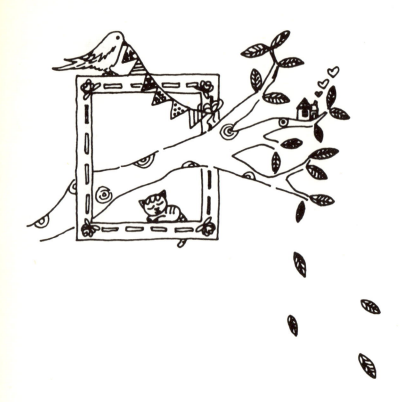

意　外

　　如果用小学生作文的语气来讲，我想应该是这样的："2013年6月6日，是一个令我终生难忘的日子。"纯粹是因为下班回家后感觉疲惫，懒怠去煎药，我鬼使神差地用了一次早孕试纸——怀上了就不用再喝中药啦！男人坐在客厅里一面哗啦哗啦翻着报纸，一面心不在焉地嘲讽道："测什么测，心血来潮！"紧接着，就听见我在卫生间里大喊："有了！"——我亲爱的老公奔过来的时候我兀自坐在马桶上高举着那条不足半厘米宽的廉价试纸，如同期末考试得了满分的孩子。骄傲，同时惊疑不定。

　　两道杠。不知从什么时候起，它变成了无数如我一般大龄晚婚女青年魂牵梦萦的对象。每次看各类狗血剧我都忿忿不已："怎么可能？！女主角怎会一次就怀上了？这也太天时地利人和了吧？"每当家中七大姑八大姨苦口婆心劝我早点要孩子，我就忍不住一阵噼哩啪啦："一个月就一次机会好不好？一年也就十二次机会好不好？你们那个年代都是不懂科学的瞎比划好不好？！"不是我不想要，而是宇宙规律就是这么玄妙：越急，越没有；越倾尽全力，越功败垂成。在过去长达一年半的日子里，我背负着种种压力，积极、乐观、持之以恒地进行着我的"造人"计划。我至少在两位大夫那里分别吃过四个月的中药；在一位大夫那里扎过一个月的针灸，那酸麻胀痛的奇妙触感令我至今一想起来仍旧忍不住起鸡皮疙瘩——每一针将落未落之时，等待的恐惧都在我的心底激起一阵痉挛，皮肤的刺痛只是第一层，还算咬牙忍得过去，穴位的酸痛才是最残酷的刑罚，它总以不紧不慢的速度一圈圈、一层层荡漾开，优哉游哉将你的四肢百骸都扫过一遍，所到之处每一块骨肉都融化掉，垂在雪白的床单上，成为稀软的一摊。每次扎针我都不管不顾的吱哇乱叫，治疗室的布帘子隔住了视线却隔不住我的嗓音，外头排队的人面面相觑——这是咋的啦？还有神经质的体温监测，哦，是的，至少有半年，每天醒来第一件事就是平躺不动用电子体温计测量口腔温度，睡眼朦胧地读数并小心记录——尔后，在自认为是"正日子"的前一天、当天以及后一天强迫、半强迫及诱使老公陪我一起"做功课"！毫无疑问，这种极富使命感的床笫之亲几乎没有任何欢乐可言，以致我一度无可奈何的看着自己一天天"冷淡"下去……

而如此孜孜不倦努力的结果却是：一次次的失望。慢慢的，两个人相互试探着、满怀内疚但又实在不愿再给彼此施压的共同放弃："算了吧，别理它了……""我不想测了……你也觉得没必要是吧？"在同是天涯沦落人的情怀之下，我和老公抱团取暖，分头抵御来自双方父母亲的压力。除了我仍在喝汤药调理以外，慢慢的，我们几乎不再做任何其他努力了。尤其是，我的工作陷入无趣无为的尴尬境地也已太长时间，我原本早该为自己打算，正因心存一念之贪，想要趁当前蛰伏的状态生养宝宝，因而一再错过好机会。终于，在又一次对温水煮青蛙的环境感到强烈的忍无可忍之后，我几经波折，为自己调换了一个部门。

生活掀开了崭新的篇章，我信心满满、意气风发，每天清早听着院子里的鸟叫起床，有时竟能见到粉青的天空上挂着一片薄薄淡淡的月亮。然而就在这个打了鸡血的女人一心扑在工作上火力全开的当儿，老天却戏剧性的抖开了包袱：你，当妈去！我仿佛看到某个主宰盘坐在云端，脸上抹着个玩你没商量的坏笑。

此时距离我履新方才一个月。

这从天而降的喜事——当然是大喜——砸得我晕晕忽忽，这边厢抹着百味杂陈的泪珠儿，那边厢茫茫然毫无头绪。

对我而言，这到底并不是一道选择题，因为答案只可能是那一个。

与医院的第一次亲密接触

第一次产检,紧张得像新嫁娘。自己的确认与医院那张白纸黑字的"阳性"诊断书相比,就像舶来品与山寨货的千差万别——尽管功能上兴许是大同小异,甚至一模一样。

不常去医院的老公早晨七点抵达距离我家最近的三甲医院,却只能空手而回——打探一圈方知原来广大人民群众头天夜里十二点就去排队了!看来新爸爸还是不够兴奋。

新妈妈则更加镇定,在网络平台预约到一周以后的号。于是,堪堪又过了七天,2013年6月13日,夫妻俩才施施然去了医院。

医院的验孕办法与民间根本无甚分别,也是用试纸,并且,一块钱的玩意看起来比我在药房买的还要粗陋。可见包装不重要,品牌也都是浮云,实用就好。这一点价值观能在医院这一如此重要的公众平台得到信奉,在眼下这个什么都唯恐不骄奢、不隆重的社会里,我们理当感到无比欣慰。

由于当天已经吃过早餐了，一系列空腹验血只好再等到周六。乐天的我满心以为周末人会少，小孕妇蛮可以睡饱了，花20分钟抽个血，然后回家美美吃一顿丰盛的早餐——事实是，我吃到了，也美美的，却是午餐。

是日早晨八点差两分，我站在医院采血室门口，听到里面叫"157号"，虽说有些惊讶——其一是诧异抽血居然还要等号；其二是，护士小姐们分明是7点半才开始工作的，短短半小时已经为150多个病人抽了血，效率惊人——但我仍旧乐观而惶恐的想：不会拿到170多号吧？前面还有20人的等待似乎尚可忍耐……然而当我们当真拿到单子我才傻眼了："398！"不及抱怨，老公已经迅速估算了当前形势，告诉我只要耐心等待一个小时零十几分钟就能轮到我——男人的理性大放光辉！不仅如此，我们还第一时间为自己找到了座位，不是在好比农贸批发市场一样人头攒动的采血室，而是在门口虽只有五六张破椅子，但几乎无人滞留的生化检验室——通俗地讲，就是大家领来小盒子、前往某处灌装自己的某种体液、然后送回来检测的地方。不急不躁真是好呢，没有负面情绪生发，没有计划不如变化而引致的吵架，只有准爸准妈同甘共苦的体验——肚子咕咕的，心头暖暖的。我的宝贝，你对爸妈破天荒的淡定从容可还满意？

最后的最后，我在一小时四十分钟之后成功地花费半分钟完成了采血任务。从头天夜里算起，我将近16个小时滴水未进、颗米未沾，还眼睁睁被人抽去五管鲜血，几近虚脱。

次日下午三点取到所有检验结果，除了一贯的贫血以外，一切正常，心头一块大石头总算落下了。下一关，是两周以后的首次B超。

  老公事后一直感叹，每个孕妇在家都是何等的宝贝，但任你如国宝一样的小娇娇，到了公立医院也只能像大狗熊一般的粗糙，甩脾气无补于事，平和理性才能成功过关。医院，是一个需要斗智斗勇的地方，准妈妈们一定要坚强！

向领导摊牌

俗语说，丑媳妇总要见公婆。以我直来直去的性格，我想这一桩"孕事"也还是第一时间向单位领导坦白为好，何况我还有一桩隐衷希望求得理解和原谅。于是，在拿到确诊书的那一天，我径直就找了处长。

之前老公买了本叫做《完美40周》的怀孕指导类图书，里头竟有一章专门讲述如何向领导汇报自己怀有身孕的事实，并煞有介事、正儿八经地指点说，要趁领导开心的时候去讲，而且最好是在完成了某项工作之后，以此证明尽管我身体不适但依旧能干有担当！——想起以前曾有一位老领导形容我性格亮烈，在机关工作这么些日子也还是不懂得温驯有福的道理。大概他的话的确没错，因为看到这部分的时候我简直是大怒！不就是生儿育女么，动物繁衍生息的本能，人权之中最基本的一项，却需要藏着掖着，羞羞答答，不能兴高采烈地昭告天下不说，公开时还需处心积虑去营造一个完美的语境，将当面触犯权威的难堪降到最低。职场中的女人好生委屈！

我遂将领导请至茶水间。半开放的领域，既暧昧又分明,最适合谈私事却不惹嫌疑。

"什么事?"领导笑眯眯的,预备接纳恳求或是告密,两样都同样教人那么开心。

我于是羞涩的陈上孕情。

"哦……"看不出喜怒。随之而来的漫长沉默将他的表情滤了个干净。

我抬眼望他,他竟俯首在看桌面,好像矛盾纠结的是他,害羞过意不去的也是他。

"你们……打算要,是吧?"

像等待第二只靴子落地,我终于等到这心领神会的一句,大松一口气,竹筒倒豆子一般讲了一堆事先演练好的抱歉,不敢稍事停顿,生怕一顿就彻底卡壳,一卡壳他就接过话茬,就会有难听的话抛将过来,砸得我无躲无藏、眼冒金星。

看来,我是太不了解我的新领导了,他竟然不言不语,只是用手指关节敲击桌面,我甚至看不清他眉心那转瞬即逝的微微一窘。

在均匀的敲击声中,一个月前面试的情形历历在目。

"我最烦女人在我这里怀孕生子。"总裁说。突然转到这个话题我压根猝不及防,斯斯文文的一句却是晴天霹雳。"你最好三年之内不要怀孕。"

权力果真是好东西,可以助人随意讲出最蛮横无理的要求,云淡风轻得只好像在谈论天气。

而权力另一端的我只好盯着他的发际线,心头一阵难过的嘈杂。

答应他?以我三十二岁的"高龄"?不答应他,眼前这份几乎已经到手的工作眼看就要化为泡影。

不容考虑,我本能的狠命把头点下去,像一只啄米的母鸡。

……

总裁开出的条件处长不可能不知道。作为我的顶头上司,面对我椅子还没坐热就"背信弃义"的疯狂孕事,他心里究竟做何感想?我是连想都不敢想。

"行了,这件事你先不要告诉别人。"处长依旧淡淡的,宣告我的摊牌就这样不明不白地结束了,剩下我心头七上八下,继续惶恐,继续不安。

而最令我不安的,莫过于要承认自己一开始就在撒谎这个事实。这次怀孕是意外,然而我当真会在三年之内严防死守、像捍卫祖国领土一样捍卫自己的子宫,彻底杜绝一切怀孕的可能性吗?自然不会。虽然我答应了总裁,另一面我却在心底盘算,这种事有那么严格么?过个一年半载他也就不再那么在意了吧?兴许相处下来他会喜欢上我,另眼相待呢?况且就算我三年之内怀上了他也不能怎样,我受劳动法保护

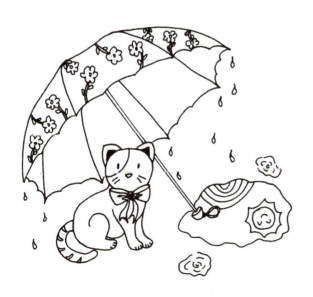

呀!各种耍赖的念头此起彼伏,好像我是一个可以撒娇任性的孩子,发脾气打碎了家里的碗盏也可以哭着喊着说:"人家不是故意的……"就这么一点点侥幸、一点点漫不经心,终于戏剧性的造就了眼前这尴尬的一幕。而我毕竟不是可轻易得到同情包容的孩子,也不是狗血剧里一路刀枪不入披荆斩棘、不论遇到再大的风浪都能化险为夷的女主角,所谓天意弄人,我更觉得这是老天对我不诚信的惩罚与告诫。

孕妈黯然神伤,准爸爸急坏了,动员亲近的朋友轮番对我展开洗脑攻势。这个说,如果你答应朋友去杀一个人,临了发现原来他于人、于世都是个大大的好人,一切都只是出于你朋友的私怨,难道你还要守信吗?结果我想起了荆轲,嬴政若是死在他剑下,六国不知还能否统一,然而后人如何评价荆轲?那个说,你们总裁原本就是个变态,提出这样不人性的要求,在国外你都可以起诉他!然而我不无悲哀的想,依据契约精神,我到底是在全然知晓一切后果的情况下,以健全的心智与别人达成了意思一致,现在单方面撕毁协议,无疑应当承担违约责任。但这责任究竟该是什么呢?

就在各种念头纠缠不休、令我寝食难安的时候,像是老天嫌这个矛盾不够精彩,要在天平的一边加上砝码——它再次出手了。小道消息传来,由于租约到期、扩招等原因,我们部门将要搬到新的办公大楼去,新址、新楼、新装修,一切新的背后隐藏着甲醛、苯、氨、氡……各种讲不清前因道不明后果的化学名词令人联想起贴着骷髅头的农药瓶子。人人谈迁色变。关于请愿抗议的议论一时间充斥着领导缺席的办公室，配置空气净化器、购买绿色植物、推后搬家时间等建议在人群中悄悄、但热烈的传播着，好像一部黑白默片，荧幕上的演员大张着嘴、表情浮夸，却听不到一丝声响。我已怀有身孕的八卦也渐渐成为了房间里的大象，每个知情人瞧我的眼光都透着叫人忍无可忍的悲悯。

我快把自己的头发揪掉了……

我再次把领导请进茶水间，几乎是谄媚地问他，有没有可能我暂时不随大部队搬迁，在旧楼里和其他部门一起待到生产。据我所知，这在其他同业机构是有过先例的，在我们单位也并非没有过比这更大的通融。这一回，领导不再沉默，直接回答我不可以，理由是，不能为了你搞特殊。

我觉得不公。我想大声质问他，如果我是你媳妇呢？如果我肚子里怀的是你的种呢？如果我爹是×××呢？可我毕竟是忍住了。我在心里回答自己：要公平，找妇联去！可你愿意承担彻底撕破脸的舆论影响吗？你愿意一闹成名，成为将来圈子里谁也不愿意接纳的麻烦人物吗？有时候，人不能明明身处逆境还死不认账、不认栽、不妥协。即便这个社会信奉的不完全是丛林法则，可自由和公平也有它们伸手够不到的角落，阿喀琉斯丢不掉令他万般无奈的脚踵，每一个人，都要承受人生在世的各种质疑、限制、责难、羞辱。我向这个世界索求爱和温暖，我应当也只能接纳它给我的全部反馈，包括冷漠的拒绝。这是我命运的一部分,作为倒霉蛋和失败者的一部分,我不能背过脸去假装不认识那个倒霉和失败的自己。

在暂时什么都还没有发生,我也没有如诸葛孔明一般的智慧走一步看三步的情况下,我开始阿Q精神大放光辉,把头埋进沙里当起鸵鸟来。记得小S好像也是在她的孕期日记中写过,人生就是装没事,装着装着,就真的没事了。

初　见

　　2013年7月2日，一个里程碑式的big big day（大日子）。

　　我第一次借助仪器与我的亲亲宝贝打了个招呼："嗨，宝贝，我是你素未谋面的妈妈。你能听到妈妈的小心脏不？激动得扑通扑通跳……"这是一件顶有意思的事情，一边是无知无觉懵懂生长的小胎，另一边是各种情感：自豪、欢喜、畏惧、担忧交织成网状，将自己困在里头七晕八素、翻腾煎熬的妈妈。这更像是一种心理暗示导致的非原生性情绪，仿佛不激动到流泪我就不够格做母亲似的。事实上，随着孕期的深入，我慢慢发现愈是冷静克制，甚至有些淡淡的漠然，愈是平平安安。生命本身是一种奇迹，而奇迹本身不需要人为的好心干预，忘掉自己身怀六甲，屏蔽掉那些没有用的感性，无忧无愁的状态才最是安胎。此是后话，当初的我可没有这样的大彻大悟。

　　于是，当"不怀好意"的B超男大夫各种没礼貌地对我呼来喝去，并在我几近谄媚、小心翼翼地询问"大夫，一切正常吗"的时候冷冰冰甩给我一句："有什么正常不正常,活胎!"的瞬间,我下意识爆发出交织着喜悦的愤怒,半秒钟石化。

　　喜的是那两个字——活胎,虽然它既学术又冷酷,但毕竟饱含正面的、肯定的意义,在当时的我听来几乎就和"恭喜你,你的胚胎发育正常"无甚分别,足以令我心中一颗大石落地,比三伏天吃了一大杯红豆刨冰还要激爽!怒的是男大夫的态度,至于冷漠至斯么?给我好大一个白眼!我的"正常"与"幸福"好似是他的某种不幸,我的喜悦像是需从他的快乐中匀出一些来,由此损害了他,冒犯了他,他只好闷闷的嗔怪一句。可是他的嗔怪于他的心情无补,却令我不痛快,何必?我可以理解,无论大人小人、病人好人、胚胎抑或细胞,在大夫眼里都只是"活体"而已;不过,回答我一句"正常",甚至给我一个微笑,或者仅仅是一张平静的、不带厌恶表情的脸,真有那么困难?在公立医疗机构里,每个医护人员日复一日承受着不能喘息的繁重劳动是不争的事实,对患者冷酷无情、不耐和恶言恶语亦习惯成自然。只是有时候,仿佛演员由于自身性格的原因突破了剧本对角色的规约,即兴改动了剧本或是在既定的举手投足中仍然带出了自己的人性,有些人是可以对抗环境的吞没与侵蚀的,在"大家都这样、我还能怎样"的逼仄空间里,为自己打开一扇窗户,吹进新鲜清凉的风。我多希望将来我的孩子产检或者陪太太产检的时候,公立医院的环境已然与它所标榜的和谐美好更为相称,温暖善良的灵魂也在更大程度的积聚和发散着能量,影响着越来越多将环境说成是命运、懒惰、自暴自弃的人。

　　老公本来是去替我买水的，岂知回来时我已经检查完毕，关于先生握着太太的手，在脉脉温情中共同望向B超屏幕，在和蔼可亲的大夫指点下第一次近距离观察胚胎的美好想象就这么落空了……不过这一点也没阻止男人对结果的热情。他迅速掏出手机上网，对B超单上的只言片语进行了全方位搜索和研究并无比惊喜地发现：胎囊呈椭圆形的胚胎，有七成机会是男宝！我的傻老公，痴痴的呆笑着，为了这兴许压根儿就没有科学道理的预测乐得合不拢嘴，独剩我在一旁疑惑：这哥们儿从前不总说男女都一样么？

　　男人都是骗子！

三次嚎啕大哭

　　当新晋孕妈的最初的兴奋逐渐淡去,身体的变化带来各种不适,对能否平安生产、孩子的健康以及当前和未来工作生活的种种忧虑犹如PM2.5一般,已无知无觉混同到我呼吸的空气中,并不即刻教我警惕,但当我觉察它们时,已然侵入肺腑,教人摆脱不得。

　　一个月以来,我竟一不当心就哭了三回。不是林妹妹的楚楚可怜梨花带雨,而是如酸凤姐得知了尤二这房外室后在宁国府里大放悲声,心肝儿肉的碎了一地,阵势惊人。

　　然而好笑的是,第一次的诱因我此刻甚至都已经全不记得,可见并非什么了不得的大事,只那种脱避不开的伤心委屈却还牢牢印在心上。

　　第二次,则是因为婆婆给老公打了一通电话。

　　即便相比起温柔慈爱的妈妈,我的婆婆也绝非那种凶神恶煞的存在。恰相反,至少在我这个儿媳妇跟前她不多言不多语,礼貌自持,有点什么意见也不过是偷偷跟儿子叨念几句,极少当面说我。由是便生出一些疏离。我曾听老公讲，他母亲年轻时白酒能喝一斤，做事雷厉果敢，人也漂亮，年纪轻轻就坐上了县医药公司的第二把交椅。又为了他爸喝酒误事跟他干仗，将家里自泡的一罐罐的药酒通通从窗户扔进了楼下池塘——我实难将这个泼辣的女人与我那多愁多病身的婆婆联系到一起。她老人家后半辈子缺乏好运气，糖尿病并心脑血管疾病都患上了，中风恢复期又被车子刮倒，迄今左边身子还是僵的，所以不能料理家事。我的记忆中她走路总是很慢，在家也是静静的倚坐在沙发上，有种天地与我无涉的淡然。许是记着她年轻时的厉害，又或是想到她曾不喜我的年龄——我比我老公大一整岁，我心里对她总有些莫名的害怕，而媳妇对婆婆原本就当有如此敬畏的。寻常我与婆婆也相敬如宾，只是怀孕后我的性格变得格外敏感，最忍受不了谁同我说这个不许那个不许，自己妈妈在身侧唠叨个没完的时候也常忍不住心生叛逆，但总可以撒娇使性子地浑赖过去，远在他乡的婆婆来一通电话我却未敢有半点不尽心在意。她每打电话给儿子，细细讲完又再叫我听，仿佛要安置双重的保险，好叫我得知即便我不乖也是有人代她行使监督职权的。尤其我生怕她好心地要到北京来照顾我。一则我家房子原本小，多一个人并不为多一人的占用，而是走路转身都要擦肩接踵，住客厅里站站也手脚没处放，夜里睡觉更是难以张罗舒齐。二来婆婆因为身体的缘故必不会一人来京，势必是携公公一起，这就彻底要把我妈挤出去了。我公公过去当过警察、镇长，大半辈子都是个十足的场面人，高谈阔论指挥若定，他倒以为他操持家务也一样行,只可惜亲力亲为起来却难免好大喜功,往往把一桩小事办成偌大一件工程,他自己不辞辛劳也罢了,教我们做儿女的远远望见也心里替他累,又诸多不忍。因此过去老人们虽也多次积极要求来替我们洗衣做饭,我们都一直婉拒着,只是接他们来小住散心、共享天伦。眼下我成了重点保护的大熊猫,洗碗水也不让沾一沾,家里又怎么少得了一个能干贤惠的女主人?而况女儿和妈妈的默契是亲密如老公也没法比的。我最喜欢什么、最怕什么,妈妈的心底都有一本明细账,我渴了饿了不消张口,一个眼神那边已经炊茶煮饭的忙开了。记得有次老公买回一串"玫瑰香",他不懂得洗,将葡萄一个个的都揪了下来泡在水里,这样就存不住、极容易坏掉。我便随口用方言对老妈讲了一句,"你先吃那些脸瓣儿露出来的"。葡萄又哪来的脸呢?可她一点不需要琢磨消化,自然而然就晓得我所指是那些被撕破了皮、露了肉在外面的葡萄——在没精神、没胃口,各种心慌焦虑的头三个月,我是多么需要有这样知心的陪伴!

于是,自打知道怀孕起我就一直心胸狭隘风声鹤唳的苦恼着婆婆的"异动",她的十次来电我倒有九次都以为她是要谈来京的事,这就难怪我的"压力山大"了。

婆婆从未明确提过。她此番也不过是看了新闻知道北京暴雨,想让我在车上备一包成人尿不湿以应急——去年那次大雨我的确是下班后堵在路上四个多小时,天都漆黑了才到家。然而她的悉心关照却换来了我的号啕大哭。听着、想着,心里忽然就不是滋味起来。怎的我就那么孱弱不堪了？怀孕怎会教人失去尊严，要像一个没有自理能力的小屁孩一样被人如此严重的担忧、这样严密的照管？没有血缘关系的另一个妈妈毫不避忌的跟我聊起涉及个人私隐的话题，大而化之的、以家长特有的满不在乎提出建议，她却不知道，单是听到"尿不湿"这三个字已经令我难堪无比。

后来哭泣是如何止歇的我已经不记得了，但由此引致的对婆婆的抵触（明知她是善意仍旧心烦），对安胎的焦虑（任何人的关心都是在提示我的责任重大），凡此种种挥之不去，萦绕在我心上很多很多天……

第三次，比起第二次更加的委屈和伤心，因为它的当事人涉及我最亲爱的——孩子他爸。其实我俩从来就不属于你侬我侬的类型，对老公而言，仿佛对自己的发妻温存一点、肉麻一点都是件顶丢人的事，叫他倒杯水或削个苹果也骂骂咧咧嫌我烦，嘴上各种"肥成这样还吃""二货""懒死你"，手上脚下却也一刻不停地给我拿过来了。由是，一日夫妻百日恩。这恩情融到锅碗瓢盆的庸常日子里化作了实则是关心的絮叨、半真半假的斗嘴和娇痴扮乖的嗔怨。怨也是亲。只是荷尔蒙的变化让孕育着新生命的女人少了几分情趣，却生出许多疲倦与不耐，平常可以蒙混过去的小矛盾尖锐起来，一丁点不顺心都会惊天动地，教人肝肠寸断。这一回的闹剧则是一次量变到质变的过程，前因是我对准爸爸痴迷于手机游戏的不满……

不知从何时起，老公迷上了新手机里一款打小鱼的游戏，每天只要一坐下就把头一勾，一副山摇地动我自岿然不动的样子，对着手机真比对着亲妈还亲。有天后半夜他竟在梦里拼命的戳起我的胳肢窝来，他还以为自己在打小鱼呢！于是乎，我对这款游戏极其反感，一听到它的音乐声就意乱心烦，鸡皮疙瘩掉落一地。且自从他开始玩游戏以来，对准妈妈的嘘寒问暖日渐减少，最后甚至连临睡前的亲子游戏"摸肚肚"和"亲宝宝"都被无故取消掉了。我倍感失落。终于，依据不在沉默中爆发就在沉默中灭亡的宇宙第一定律，心里已经压抑许久的小孕妇决心向可恶的臭男人讨个说法。

是夜，丝毫没觉察出山雨欲来的准爸上床后倒头就睡，照这个月的例没有向"王后娘娘"问夜安。我那一肚子阴火瞬间就被勾了上来。

"老公，你就睡了啊？"我幽幽的问。

"嗯。"眼皮子都不抬一下，简直就想假装已经要开始打呼噜的样子。

太过分了！你明明知道我在说什么！你故意不理人！哗……我的眼泪如决堤洪水汹涌而出，边哭边哆哆嗦嗦抽抽嗒嗒对他展开控诉。他却还兀自无辜着，兀自摸不着头脑，兀自站在高处不能体解我的委屈我的伤心欲绝。你装不懂！坏蛋！这才几周？你对我和宝宝竟然已经厌倦了！……呜呜，你不爱我了。呜呜，我的命好苦。呜呜，呜呜，这日子没法过了啊……女人的心中高潮迭起，失望、恐惧、自怨自艾一波推着前一波，慢慢把一点小情绪演绎出一个悲惨绝伦的结果。就这样想着，哭着，心碎着，一直折腾了半个多小时方慢慢止住，昏昏沉沉睡去。

第三次经历终于引起我的警觉，以这样的频率大动干戈的哭闹从前是没有过的。我尝试着在网上搜索"产前抑郁症"，谁曾想百度百科果然有这一词条！以前光听说产后抑郁，原来产前也有呢！马上为自己科普如下：

产前抑郁六大症状：一是不能集中注意力；二是焦虑，极端易怒；三是睡眠不好，非常容易疲劳，或有持续的疲劳感；四是不停地想吃东西或者毫无食欲；五是对什么都不感兴趣，总是提不起精神，持续的情绪低落，想哭；六是幻想一些不实的事或物。

我竟然全部符合！

如此，反而放下心来，知道自己并不孤独，不过是这个地球上有抑郁倾向的孕妈中的普通一员。"幻想一些不实的事或物。"能够确认是自己的抑郁幻想，总比确认老公不爱我强上一百倍！多么令人安心的抑郁啊！

办公室里的二手烟

如果,你的顶头上司在办公室里抽烟,你该如何反应?如果你碰巧又怀孕了呢?

对此,我咨询了本单位和另一家金融国企的各位同侪,得到了两种截然不同的答案。

国企:什么?Oh my god(我的上帝)!你们房间里的烟感器呢?

多数同志表示极为震惊和不可理解。同时,不少人给出了极具创意的具体应对措施,诸如"他一抽烟你就戴上口罩,对着他所在方向狂喷香水";还有"他抽烟你就出去溜达,每次30分钟,他一天抽十次你就翘班5小时";以及最给力的,"他抽烟你就抽他"……

当然听起来都较为缺乏可行性,然而却都符合人性的逻辑、礼义的逻辑。哪怕只能这样被遥远的声援一下,我也勇气大增,眼看就要生出正面找领导理论的气概来。

然而自己身边同事及前辈的评论:真可怜。替你难过。唉,没办法,谁让他是你领导呢……我即刻又不免感到泄气。

还有热心的同事以过来人的身份给我讲述了一桩真实的案例：不久以前，一个女同事也是身怀六甲，于是她请求领导（也是我的领导）不要在办公室抽烟，结果是——没有结果。没有人搭理她。最后她找到更位高权重的"大佬"把自己换到别的房间去了。而她比我占优的一点是，她虽与某人共处一室，但实际上不受他管辖。

附赠另一个内容不同、性质有异曲同工之妙的故事：同样不是很久以前，一个女同事怀孕了（好吧，本单位真是生生不息），正好办公室要搬到一栋新装修的大楼里（就是我们目前所在的这栋楼），于是她请求领导允许她先与别的部门挤挤，不就一张桌子的事儿么，等生产后再搬。这是一位女领导，慈眉善目，气定神闲，未开口先堆出一个宽大和蔼的笑："哎哟，现在的年轻人怎么这么娇气呢？想当年我们怀孕的时候，都不敢跟上司讲的，哪里还敢谈什么条件……"以下省略200字，以老辈人痛述革命家史告终。

所谓企业文化，在这种小到不能再小、寻常得不能再寻常的事件上，清晰无误地展示出异同。任每年花多少精力和银两搞宣传、做活动，标榜自己的文化如何家园如何温馨，人心是不会被口号蒙蔽的。平日里齐刷刷举起胳膊高声叫好只因为事不关己高高挂起，就像某年的那个春晚小品，一旦"你摊上事儿了""摊上大事儿了"，你心底立即跟明镜似的，十分清楚自己的真实处境。

在这件事情上，我发誓我非常体谅我的男领导，如果不是为了宝宝，我不会同他较真。就像我狂热的喜爱喝咖啡一样，我理解一个与尼古丁保持了十几二十年亲密关系的中年男子在瘾头上来时该有多么难过。并且，据说过去他都是自顾自坐在座位上抽的，自我这个本部门唯一的女性来了以后，他改在厕所抽，着实令我感激涕零了！只是我们的办公室是由酒店标间改建的，厕所就在办公室内，乃没有窗户的一间密室，偷工减料到连排风扇都没有装；于是乎，聚集在厕所内的尼古丁要想排散出去，唯一的出口仍旧是我们的房间……这也还不见得多糟，因为若不考虑雾霾的话，常年打开办公室唯一可向外开启的一扇窗户也算是透了气了，最令人抓狂的其实更在于领导酷爱在开会时抽烟。关上会议室的门，一屋子都是唯他马首是瞻的下属，他一面指点江山，一面吞云吐雾，何等"潇洒豪迈"啊！每次开会大家都异常积极，先去的就能优先挑选到一个距离领导最远的座位，得到一点点自欺欺人的心理安慰——这个小秘密在第一次开会时就被我发现了，莫非领导自己浑然不觉？

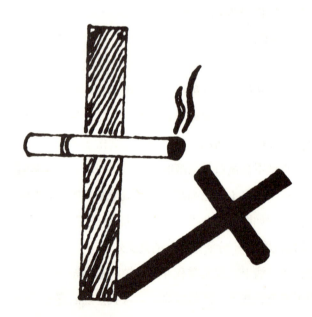

他又怎会觉得呢？！午饭后若赶上今天股市好，他心情极佳，往往一边站在办公室中央跟我们聊着闲话，一边就喜滋滋地把

烟摸了出来,没有任何不自然地点上,且吸一口且吐出几句玩笑,正同他讲话的人也不过只好把眉心来蹙一蹙,继续"若无其事"的谈笑风生。而他则是真真若无其事!

我不由得想起之前读过某位学者谈到一种人,"他像是一个盲者,完全缺乏某种能力及某些器官,来想象他人的遭罪,体验他人所遭受的痛苦。他在这个世界上'独来独往',逞一时之兴,想要怎样便怎样。他表达自己不可侵犯的方式,就是去侵犯别人,以此为乐"。而关于这类人不能与其他人类共情的原因,学者也尝试给出某种解释:(有可能是因为)"这个人自己从来没有被恰当的对待过,没有感受到生命被尊重被珍视的体验,他因此也不知道尊重别人……""他被忽视得太久,他的怨气在不知不觉地生长,直到将自己长成一根尖锐的刺。"(崔卫平《琐碎之恶》)我记得领导仿佛是不经意间感叹过,说自己在某公司干了十年之久,竟连一个朋友也没有交下。如此倒正应了学者的话。只是,是独来独往的他先不懂得爱人,因此无人爱他;亦或是他曾经所处的环境冷漠自利,才将他的一颗心修炼得硬硬冷冷?这恶性循环的起点不可考,我倒有些同情起他来了。

在恶劣的环境里,我积极开展了孕妇自救。起先买了四棵小小的橡皮树安置在他抽烟的厕所内,据说橡皮树有吸附尼古丁的功效。随后更是气焰嚣张的网购了一台空气净化器,直接就把它杵在了厕所门口。每次开会我都第一个抢进门,坐最靠里的位置,力求离领导最远……截至目前,一切看似风平浪静,我似乎也逐渐习惯了屋里时不时飘散的二手烟味，同时尽量以打水为由去茶水间略作躲避。

我也知道这并非个案。还有一些我认识的或不认识的男同事都习惯在办公室里大抽特抽，并把它作为拉近彼此距离的社交手腕。不过耐人寻味的是，他们都是中层或高层干部而非普通员工。

中国发布公共场所禁烟令已经很长时间了吧？我记得是可以以年计。电视里也经常看到公益广告，"让我们对二手烟说：不"。然而为何大家仍不敢拒绝呢？就像我不敢直言以对、大声斥责我的上司，我几乎从没真想过要这么做。除了我已然了解他对我怀孕的态度，那是绝不会有半点同情更遑论照顾，我不想白费力气以外，另一个原因是我亦惧怕挑战权威。这间办公室里的每个人都想某天喝下半斤老白干冲上去掐断他的烟头，像阿Q一样"革他妈妈的命"；又或者正儿八经地向相关部门举报（在纸面上，办公室内吸烟是被明令禁止的）；甚至连请愿也有门道，我司不是没有工会，更有似模似样的职工代表大会。然而每一个人也都在历史课本上学到过"公车上书"的下场。"去留肝胆两昆仑"的毕竟只有戊戌六君子，余下千千万万普通人所能做到的，不过是期待有个英明神武慷慨激昂的超人横空出世，替他们振臂一呼甘当英雄——英雄是要怀抱委屈心甘情愿才去当的，是要流血的。

在这一点上，我并没有比我的同事们勇敢分毫，考虑到我所肩负的作为母亲的责任，我甚至更加懦弱。

孕 吐

  孕吐这回事，绝对是被电视剧给描绘得滥而不当，我问过周遭十几二十个孕妈，包括我自己的亲身体验，没有哪一个是通过突发的呕吐事件惊觉自己怀孕的，反而是知道怀孕以后，挺长时间才开始有控制不住的恶心——完全与电视情节相悖嘛，严重脱离生活实际的编剧们应该好好反省一下了。齐白石说画，不似为欺世，太似则媚俗。此点所有文艺作品相通。连媚俗亦不会，又干么着急媚雅？

  在我看来，孕吐有一半都是出自心理作用。遥想当年"造人"的漫漫路途中，老公带我去巴厘岛旅行，大概是漂流那一次浸在凉水里一整天，受了寒，回国以后例假意外的迟到一周多，我们两个便傻傻的认为我可能有了。说来就那么奇怪，我立刻对所有气味敏感起来，下班路上闻到再寻常不过的汽车尾气我都正儿八经的开始作呕，似模似样的呢；在小区里散步闻到别家窗户里飘出来的饭味儿我又难受个没完——那种"吐意"是如此真切，颇有些"假作真时真亦假"的意境。

  事实上，这次真的有孕，我也才吐出来过三次，其余皆是干呕，忍一忍就过去了。最没有悬念的作呕是早晚刷牙的时候，兴许是对牙膏味道敏感吧，总是刷着刷着就会突然犯起恶心，好像几十只小手同时在喉咙深处恶作剧的抓挠，你刚心生警惕摒住呼吸，来不及，一阵从胃部发起的翻江倒海就把你击败了……但我又庆幸这突发的"来不及"，没有余暇恐惧。渐渐的，刷牙变成一件非常无奈又不能不做的事，只好每次稀里呼噜草草完成，也不去管孕妇若有龋齿治疗起来加倍痛苦的后果。幸而只是刷牙呢，我倒听说有的准妈妈对一切洗漱用品，包括牙膏、肥皂香皂、洗发水、沐浴液全都过敏的，不由得暗自庆幸。

而最难受的实则既非呕也非吐，而是呕的瞬间牵扯到的胃部痉挛，那种滋味是有切切实实的疼痛感，像是自己的胃被人拿在手里玩耍，蛮横的要把里子翻出来，把里头的东西抖落干净。每当此时、我就忍不住想起洗猪肚的情形，其实我没看人做过，百分百出于想象。又凡一切内脏，我平常也不大爱吃，于是免去了许多关于因果循环的恐怖想象。

到得真正吐出来了，反而有种尘埃落定的轻松，一切苦难都过去，原地满血复活！这两次吐完我都精神奕奕的又要了点松软的东西吃，比如汤食。本身就没胃口，好容易吃下去的营养又都吐出来了，我的小宝贝岂不是要挨饿？绝不能够！

听说三个月后孕吐反应就会结束，届时就会像猪一样疯狂的吃啊吃，我会有那样贪婪的一天么？好期待！什么？体重？我早将它忘在爪哇国了……

咖啡念

我有多喜欢喝咖啡？我已经说不上来了。就像爱一个人说不出来理由，咖啡有什么迷人之处，我也无法向旁人来道。记得当年看王蕙玲的剧本小说《人间四月天》，里头有这么一节：远走伦敦的林长民跟徐志摩讲，为了证明自己对铁观音的"独衷此味"，从国内带去的茶叶喝完以后他便拒绝饮茶而改喝咖啡，"那玩意儿可真香"。这一句台词我从2000年记到如今，可见共鸣之深。

我永远只喝热咖啡，大抵就是为了它的香气。最爱北京的"雕刻时光"或者星巴克里的气息，哪怕仅仅是从旁路过，那种暖洋洋、香喷喷的味道就大片大片漫进你的鼻孔，真的不是一丝丝钻进来的哦，是一波一波侵过来，又温柔又霸道，瞬间就把你融化掉了！哪怕是盛夏时节，因为店里冷气都开得很足，热咖啡仍然比冻咖啡有吸引力，闻一闻，喝一口，感受它在舌尖悠悠然游走，那触感不知怎么有一丝暧昧，我就想起了张爱玲笔下王佳芝那"软洋洋的凹着腰"的样子。咖啡馆里嗡嗡的人声配着慵懒的音乐也很可爱，就是不会觉得吵啊，反而能让心静下来。这一切，我疑心是有魔力的。咖啡在我心目中是与北欧童话联系在一起的。

有人爱黑咖啡，我则一定要加奶加糖，什么榛子粉肉桂粉焦糖巧克力的，不妨也来一点。听听大家都怎么称呼黑咖啡吧，"清咖"算是平和的，竟然还有"斋咖"？听起来就寡淡！寡淡配不上我对咖啡的热情。我爱的咖啡，骨子里是宁静的，是用来陪伴我曼妙的阅读或写作时光；但外表一定是热闹的，是各种美好口味的大集合，足以诱发我对生活无数丰富多彩的联想。而最底层的那一点点苦，则是给我关于人生不易的警醒。

自然，怀孕以后咖啡是必须得戒掉了。早先就有许多关于多喝咖啡易不孕的传闻，我也为此下决心戒过多次，只是每次都忍不住又偷偷复喝，整得自己像个反复无常的小人，惹来内心羞耻感无数。孕后是当真一口也不能喝？为什么老外就可以每天一杯的，浑不在意呢？答曰：你们乃不同人种。大哭！都上升到种群的高度了吗？不就一杯咖啡的事儿么……下辈子投胎到另一个半球好了。于是乎就有偷偷摸摸的行为出现了——孕中第十周到第十一周左

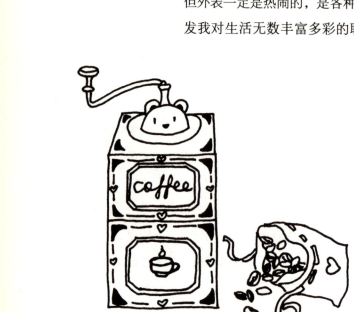

右、工作时间的下午，我忍不住到茶水间为自己做过三次"咖啡奶"，即大半纸杯鲜牛奶配约四分之一杯热咖啡。虽然豆子品质不怎样，但毕竟是现磨的呀，对于一个"禁食"了两个月的"瘾君子"而言，半杯速溶的雀巢都是绝世好味！喝完也内疚，我的宝贝哟，你别怪妈妈呀，一定要平平安安的，乖乖在妈妈肚子里茁壮成长，等你长大了，妈妈带你喝遍全世界的好咖啡！

辞　职

　　辞职这个话题，严肃且愉快。严肃的一头连着一家老小的生计、女性的独立经济地位，愉快的一头连着自由、梦想等等对80后来说无比奢侈且恐怕是日渐遥远的精神世界。

　　无论是大领导公开表示的对孕妇的歧视态度，还是小领导永远止歇不了的"吞云吐雾"，再加之工作环境本身的许多让人失望痛心处，在集体跳槽的一拨大浪潮中，我这个没可能有新单位接收的孕妈毅然玩儿了一把裸辞——老子不干了！

　　说冲动也冲动，抱着老公呜呜哭几回，牙一咬、心一横就辞了；说拖沓也拖沓，其实想要离开的愿望已经在心底盘桓了许久，几乎从上年春节开始，自己就一直在考虑换个环境，且当时就并不倾向于即刻寻找"下家"，而是想要休息一段时间，慎重地规划自己的人生。在中国几乎没有"breaking time"这个概念，翻译过来大抵可以是"中断一下，歇歇再来"的意思。还记得小时候看的动画片《聪明的一休》吗？每一集的中间，一休哥躺在地上悠哉悠哉对大家说:"不要着急,休息,休息一下"——这就是啦!

　　日前一个同事兼朋友,比我长几岁的姐姐深夜打电话来痛骂我,那恨铁不成钢的样子哟,噼里啪啦一阵放机关枪。而我毫无招架之力——在言辞上。以她的观点,在职时"骑驴找马"的心态会很挑剔,好比古时十二三岁待字闺中的豆蔻少女,金龟婿慢慢挑,一切主动权尽在自己手上;而赋闲在家找工作,心态会很谄媚,好比十八岁还没说下婆家的老姑娘,届时什么歪瓜劣枣抛给橄榄枝都迫不及待地要去接了——掉价!我得承认,她讲的是一般性的普世经验。而我的情形正好相反,面对一份每天都令心情压抑的工作,我无时无刻不想离开,外间稍微有更好一些的环境我都会心动得毫不矜持,做出的决定往往欠缺完整的考虑;在家休息时则不同,在放松的心态下,不紧不慢地思考自己想要的,寻觅一个适合自己性格特点的大环境,多方验证信息,最终做出不会令自己后悔的决定。我很感谢我这个朋友,不是每个人都能以此真心待我,面对她满溢出来的关切,我多作任何争辩都显得很不领情。然而,我的心底是清楚且确定的,我很想下一步走得更慢一点、更郑重其事一点。尽管我还没有浪漫到非自己喜欢的事不做,但至少,我想做一件有意义的工作,让我每天早晨睁眼的时候不可以那么理直气壮地赖床,迟到也不觉得脸红,让我每次加班的时候除了抱怨还有一些成就与满足感。某次看倪萍上湖南卫视的"天天向上"节目,倪萍提到自己姥姥的若干语录,其中一条特别令我震撼。姥姥说,印第安人每回赶路,无论多么着急,三天后总要休息一天,因为恐怕自己的灵魂被落在了后面,丢了。回想我的前三十年,从出生那天起就马不停蹄地"赶路",三岁开始通过妈妈手工自制的识字卡片认字,五岁上小学,埋头苦学一十九年,研究生还没毕业就拿了offer有了工作,两年后又着着急急的跳槽,孜孜在新单位转眼愉快不愉快的也已经干了五年——我早该顿一顿,歇歇脚,回望来路,远眺未来的方向了。

自然,我的驻足与远望,是以一年损失几十万的薪水为代价的,既奢侈又任性,好比院儿里的流浪猫现放着好心人布施的猫粮不吃,偏要乐此不疲的自个儿去扒垃圾桶。我身边多数的女同事都可以几万块钱买一个名牌包包而浑不觉手软,我一下子以十个包包的价格去交换一整年的自由、闲适,且不动声色地表达了对权威(无论是人或价值观)的蔑视,她们即刻觉得受到极大冒犯,抓狂地大声喊起来:"你TMD真是太奢侈了!!"

其实,我也惶恐、也犹疑,我不爱包包,但我热爱旅行,我热爱构成精致美好生活的一切元素——在现代都市社会,它们多数都需要用金钱来作交换。在我提出辞职的当儿,一个同事到马尔代夫度蜜月,见到他发回的美照,我不由得想起渴望去马尔代夫的小麦兜，心头一阵酸涩。然而麦太太毕竟是凭借一位母亲的苦心以及何其烂漫的想象力达成了孩子的梦想呀！没有去过"马代"的麦兜仍旧是快乐的，甚至更快乐。也许前路泥泞难行，但是能不能见到彩虹全在乎你的心底是否住着太阳。

撇不开忧虑不安，而我仍然选择听从自己心底的声音，一步步朝着它引领我的方向而去。我选择辞去令自己压抑难伸的工作，是选择了尊重我自己，抛开那些外在的标签：家世、学历、工作、收入、资历、地位，做一个自己想成为的人，而不是社会主流价值观希望我成为的人。人生的道路哪能七平八顺呢，溪水江河曲折贴地而流，为了抵达心中的那片海洋，也要受多少委屈在先。或许因为我今天的选择，未来不能给我的孩子以足够的物质，可是我能代之以一个温暖的家和许许多多身体力行的包容与爱，我相信他会欣然接受并乐在其中。我的家人皆会。

感谢宝爸，你的宽厚体解给了我无比的勇气。无论白头偕老是否命定，我始终感激你在眼下这一刻为我所付出的一切。

关于未来想要做点什么，事业的方向在哪里，我会继续努力。寻找自己在这个世界上的位置，这原本就是贯穿一生的命题。

活人能被尿憋死

大俗话说得好,活人还能被尿憋死么?怀孕以后才逐渐发现,此话然且不然,我还真有两次被憋坏的经历。

早先我就属于排泄体液较为频繁的那一类人。寻常坐在办公室里喝个不停,也就一趟趟跑个不停,舒活舒活筋骨,抖擞抖擞精神,对预防颈腰椎疾病倒也不失为好的。

然而大约是"那个器官"比较虚。据考证,肾不好的人夜里会常梦到稀奇古怪的物事。我每每做些奇诡的梦,只是真正恐怖的少,瑰丽的多,我倒觉得跟在梦里看了许多遍"阿凡达"似的,时间长了也就习惯了,甚至还有些期盼每晚的妙梦。

科学知识告诉我们,怀孕以后子宫压迫膀胱,尿意更甚,我便毫无顾虑地跑厕所,没准儿潜意识里还有些为自己的标准孕妇范儿感到得意呢。然而有一回,夜半睡意阑珊,不知怎的明明感觉想上厕所,坐在马桶上却怎么也尿不出来,心里有些小惊慌,但的确不算太急迫,于是又回到沙发上略坐了一会儿,再次去的时候就顺利完成了排泄大计。很快我就将此事抛诸脑后。

然而某晚再一次发生类似情况却着实把我吓坏了!

约睡到十二点半左右,我和往常一样起床上厕所——既当了孕妇,自己又一贯虚的,就甭指望睡整觉了。真的很胀,几乎是从睡梦中被清楚的尿意给憋醒的,所以我也很急。可不曾想,到了洗手间却排不出来,主管这件人生大事的机器仿佛生锈失灵,再也不能转动了似的,无论主人的欲望如何强烈、火急火燎,它就兀自像是上班时间偷溜出去饮咖啡的法国工人,拍拍手说歇息歇息,你待怎的?

我尝试着抚摸自己的小腹,只轻轻一摸,便感觉到更迫切的尿意。我敢打赌我的膀胱是充盈的,但膀胱上的某块肌肉却好比超市买回来的冰冻死虾软塌塌缺乏弹性,以致无力完成挤压动作。我一次次通过意识诱导它,一次次体察到那种痒酥酥的感觉逼近了,快了,只差一点点,一切窘迫紧张就可以得到释放,我就得救了!然而一次次的尝试都在最后关头败下阵来。我真的害怕了,依稀记得小时候看过的一部抗日剧——很讲究的情感大戏,跟如今各家卫视上的无厘头剧目不可同日而语——剧中某户人家的大小姐就在生产完以后因为尿不出而死去了!究竟她是不是被尿憋死的没有讲得很直白,但她生前受的最后一桩苦就是想尿而尿不出之苦。我想着想着,竟然挤出几滴热泪,不知怎么生出某种联想,泪液和尿液同属体液,兴许泪腺通了下面也就通畅了呢?

……

如此折腾,终究未能缓解痛苦,于是安慰自己说不会死的,大不了去医院插管。随后回到客厅,强迫自己又喝了小半杯凉白开——再积聚多点液体,爆发力能更大些吧?其实另一边也恐怕水越喝越多,自己被憋死的可能性就越大。略坐了十分钟,再次到卫生间碰碰运气,这一次,天可怜见的,总算是稍一用力就哗哗而下了!酣畅淋漓的感觉好不痛快!

经过这一次,心头难免留下了阴影,晨起后第一次上卫生间依旧悬着半颗心,好在类似的状况没有再次发生。上网百度了一下未果,只说孕妇的确会尿频,也有个别案例是排不出搞得要上医院插导管的,具体原因是什么究竟未讲清楚。依旧觉得害怕,暗暗下定决心,以后无论读书看电影写东西再在兴头上,"下面的大事"也是一秒钟都不能耽误的了!

唉,若说怀孕生产是个闯关游戏,我这不知才打到第几关、升到第几段?后面究竟还有多少大Boss在等着用各种匪夷所思的方法折磨我呢?我能顺利过关吗?

后记:临盆时,我果然因为无法自主排尿而求助于医学手段,生产后又插了整整五天尿管,吃足了苦头。除开子宫位置低,压迫膀胱以外,心理的紧张也是很重要的因素。平常自以为多么要强、整齐泼辣的一个人,到了这种关头也只是动物一般任人摆布,在不注重个人隐私的医院里更是半点尊严都不剩。书上有一些教孕妈妈们锻炼盆底肌肉的健身操,其实是应该早学勤练的。

生而为"人"

这篇文章是所谓的"标题党",其实我并非想探讨什么哲学或人类学、社会学论题,只是想抱怨一下准爸准妈办理"准生证"的曲折。

"准生证"乃民间通俗叫法,官方的称谓是"生育服务证"。听起来蛮像是为产妇服务的?实则它的性质是"行政准允性"的。有了它,你才能在中华大地上合法生儿育女,否则,就是违背了国策,是要轻则受批评挨处分,重则罚款、丢工作,甚至蹲大牢的!

几天奔波下来,对于北京市"生育服务证"的办理过程有了正确认识,料想各地行政管理制度差不太多,现归纳如下,为有缘看到本文的准爸准妈提供一些帮助:

步骤一:夫妻双方分别到各自所在单位开立"初婚未育证明"。自然,如果你是二婚或者二胎,也不能欺骗组织不是?证明自己草拟,没有制式文件,一般需要写上夫妻双方的姓名、身份证号码、结婚日期等等,交给所在单位的人力资源部或者计划生育委员会(如有)盖章,没有工作单位的则是由个人档案所在地的人才服务中心盖章。

步骤二：准妈凭夫妻双方的上述证明，以及两人的身份证、户口本、结婚证原件及复印件到本人户口所在地的街道办事处领取空白准生证，填写基本信息，再分别由夫妻双方单位的人力资源部或者计划生育委员会盖章——有些单位竟然专门有一款"计划生育专用章"哦，国策果然是国策，这贯彻落实得那叫一个到位！也有女方单位可以代领空白准生证的，那么联系自己单位的工会即可，不用自己跑街道了。

步骤三：将盖好上述双章的"红本本"送回女方户口所在地街道办事处，再盖章。天哪，这一堆的章哟！

齐活了？等会儿等会儿，还有呐……

步骤四：准生证上的章都盖好了，街道工作人员会给你一张小纸条，凭该条及准生证、夫妻双方的身份证、户口本、结婚证原件及复印件、医院开具的确认妊娠证明，到女方户口所在地的社区卫生中心办理北京市母子健康档案，交一百块押金及十块钱工本费，换回一个厚厚的粉红本。也有还需要去什么地方先领取一款"三联单"，再凭三联单办理母子健康档案的说法，不过我们混过去了，没有被强求，当真幸运得紧。

上述证件、档案都办齐了，孕妈才可以到医院"建档"，近乎于一个排号的作用。若不排号，在眼下人口爆棚、医疗资源愈发匮乏的基本国情下，如何保证你生产时有床睡、有大夫关照呢？怀孕满12周后到医院排队签到，官方名称曰"建立生产档案"。自然，也有朋友跟我说过医院建档不需要劳什子证件的，ok，那视乎你的运气和你所选医院的，我该说严谨还是纠结程度了？不过，即便建档时不需要，生产时也是需要的，除非你有特殊的身份背景，否则终归是绕不过去，还是及早办理为妙。

看到这里，有人马上要问了：若是妈妈的户口在外地呢？这样的同志在我身边不在少数，堂堂"帝都"的户口岂是那么容易获得？抱歉，计划生育乃基本国策。国策，而非北京策、地方策，所以，你还是要回到户口所在地去盖章，且只有工作日可受理。硬着头皮请假吧，为了宝宝一出生就成为一个合法的"人"——反正你都怀孕了，领导的脸色还能好看到哪去呢？哦，对了，如有可能，还是上网查查打折机票吧，毕竟是一来一回两趟呢！那么倘爸爸的户口在甲地，而妈妈的户口在乙地，且都在外地呢？我只能无比同情地说，那，只好夫妻各自两头飞了，天气不错的话，干脆休年假顺道旅个游吧！

我问了我的母亲，她们那个年代是否有准生证这一说，可惜老太太上了年纪，不大记得了。然而想必是有的，上个世纪80年代，结婚还需要单位开具介绍信呢，何况生孩子这样的大事？可是，一晃几十年过去了，有眼下如此开明、便捷的婚姻自由作为前提，我的单位也好、档案所在地的人才服务中心也好、户口所在地的街道办事处也好，凭什么证明我是头婚还是二婚、头胎还是二胎？而他们在盖章之前又何尝花费了一丁点力气去调查过？看到分明知道自己没有能力证明任何事的机构和人员，心照不宣而又郑重其事地在一系列小本本上签字盖章，甚至他们中的一些人还很有些我手握红章我就是老大的"官架子",我感到莫大的讽刺与深切的无可奈何。

这还只是"准生",准允我生产,待孩子出生以后,为了令他/她成为合法的中华人民共和国公民,还有多少手续在等着我去办呢?这么一想,这篇文章不但是"标题党",而且是半吊子"标题党"了。

苦 夏

  "苦夏"乃学术名词,百度词条里有收录的。夏季天气炎热,空气中湿度较强,暑湿邪气乘虚而入,再加之人们贪凉吹冷气,嗜吃生冷,以致脾湿胃弱,气阴两虚,抵抗力下降,常引致低热、烦躁、倦怠、心悸、便秘与腹泻两相交替等症状。

  2013年的夏天倒比往年都苦。虽身处华北,较之40摄氏度以上的长江中下游地区已松快很多,但无论是太阳暴晒的干热天气还是濡湿的"桑拿天",都一样的令人烦闷不已。老妈体态也不见丰,却是家里的怕热冠军,稍微动一动就汗流浃背,可她还是毅然承包了全部大小家务。我每见她早晨一起身就到处抹抹擦擦,我的小摆件很多,各地旅行带回来的瓶瓶罐罐都被打理得纤尘不染,地上是落一点脏她就看不过眼,不是旋即转身拿拖把就是直接蹲下身用纸巾抹掉,最是敏捷利落,而且绝不会在嘴里碎碎念,她对儿女是无限包容而甘愿为之受累受苦。我心里对妈妈爱惜,更是充满了敬意——东方女性勤劳贞静的美德在妈妈身上就像是一道温柔清润的光,明亮了我这间不通透的、逼仄潮热的小屋。

而老公婚后真真是胖了，也是我们老家话说的"火体人"，每每到了夜里，我们上床前开半小时空调，待屋里积聚了冷气就关掉以防我这个小孕妇受凉，可半夜我正睡得香，忽闻到一阵似有若无的汗味儿，迷迷糊糊打算翻身避开时，一个火烫的胳膊就搭了过来，搁在我胸口上死沉死沉的，掰都掰不开——这就是我那浑身散发着热气的好老公了！时不时再扯两声闷响的呼噜，一口热浪喷过来，我就直想踹他肚子——那里头不会是太上老君的炼丹炉吧？怎会如此火烧火燎？睡在他旁边直比外间气温高五度！

常人苦夏，孕妇更苦。一天到晚怀抱一个大球，更为了支撑它在腰间围起了一圈越来越厚密的脂肪，我本是不爱出汗的人，这会儿却常在鼻尖上沁着一层汗珠，穿再怎样宽松的棉布裙子也只觉像是绑在身上。老公三天两头冰镇西瓜吃着，冻啤酒喝着，还颇不嫌绕远的下班路上拐到小卤菜店买二两下酒菜——真会心疼自个儿！而在他和老妈的关照之下，我是西瓜不让吃，饮料不让喝，一切从冰箱里拿出来冒着凉气、光想想就觉得爽的食物都是禁忌。空调房自然是不准待的，感冒了怎么办？要知道你是不能吃药的！于是，我家的基本模式是，我在的房间一定不许开着空调，只把隔壁的打开了，让冷气游丝一样的蹿过来那么些些，略有点凉的意思罢了。

前一日热得百无聊赖的我突发奇想要自己熬酸梅汤喝，心道，我喝温的还不行么？好歹是酸甜生津，能让心头痛快些的。也没有上网查证，自己凭记忆搁了几个乌梅，丢了一把山楂，大火烧开，又加冰糖转文火熬制，看看颜色跟外边卖的差不多了，就停了火晾凉。才只尝了一口，心里也不知怎的就有些隐隐觉得不该似的，没多想就撂下了。

晚上老公下班回来我献宝一样端上去，得意非凡地说："老公，快来喝我亲手熬的酸梅汤！"

话音未落只见他脸色突变，死瞪着我凶巴巴地问："什么？！"

"酸……梅汤。"我敏感的小心脏已经觉出不妙，但一时间又实在想不起到底哪里出了错。

"你喝了？！"最烦就是他这点，什么事先探你的底，从来不肯先讲讲清楚。

然而毕竟是慑于他的严肃，我心里也有些着慌，连忙撒个谎掩饰过去。"我没……有，我专门熬给你喝的。"手里端的碗也没精打采地放下了。

老公的神色这才缓和过来。"你不能吃山楂你知不知道？山楂堕胎的！"啧啧，吓得我背过去吐舌头，还好只喝了一口，我怎么把这个忘了呢？山楂是活血的，孕妇十大禁忌之首啊！可见是热糊涂了！

酸梅汤没喝成，白辛苦一场的我晚间下楼散步纳凉。想起小时候学课文，有鲁迅先生的一篇《社戏》，那讲的也是夏天的事，尚是四季分明的天气，乡下房屋又都是迤逦散开，大概是比城镇里凉快得多。他们鲁镇的习俗，凡有出嫁的女儿，夏天都要回母家去消夏的。在那滨海临河的小村子里，一同跟了母亲回乡的鲁迅便每天只白天里掘了蚯蚓去钓虾，夜间若是逢到开戏的日子，便可坐了篷船去看戏。月下的戏台，飘渺得如同仙山楼阁，笛声悠扬婉转，两岸豆麦加河里水草的香气施施然飘来，台下且有卖豆浆、水果和瓜子的。返程的路上，小伙伴们结伴去偷了地里的罗汉豆，在船舱里生了火，围起来用手撮着吃。这可真是神仙般的日子呵！读着当真是又有趣，又好滋味。连鲁迅自己也说："真的，一直到现在，我实在再没吃到那夜似的好豆，也不再看到那夜似的好戏了。"——都说每逢佳节倍思亲，那多半是中秋新春之际吧？可我怎生觉得，夏季里却更泛起一股浓浓的乡愁呢？我家乡的荷叶稀饭，妈妈煮的盐水花生和毛豆，凉拌的折耳根与莴笋丝，连街上卖的卤菜都比北京的香！听说成都现在也热了，随着绝对温度的逐年升高，潮闷的天气也一般的不好过，可我还就愿意回去闷着。四毛钱一根的"娃娃头"雪糕不给吃没关系，来瓶桔子汽水就行，常温的。我那只用丝瓜花喂的"叫唧唧"（蟋蟀）呢？可还在月亮的檐下唱歌？——哦，我原来不是思乡，我竟然是思念起我的童年来了。那一去不复返的旧时光呵！怎么苦夏倒比悲秋还更教人惆怅呢？

在路上

自从我赋闲在家以来,被问到最多的一个问题就是:"你每天在家干什么?"我总是微笑。问的人都很真诚,被问的人亦非常真诚的在考虑如何回答才能令谈话的双方都感到舒服。

周作人曾在一篇文章里说,"偷得浮生半日,可抵十年尘梦"。恰巧我读到此句,于是引在给好友的一封信里,信的初衷是为了煽动她"偷"出一个周末的时间,跟我遗世去乌镇——在不是公众假期、不是暑假的寻常日子里,不那么辛苦的寻觅体味水乡的闲适宁静。于是她征求男友意见,男友在周先生这句话下面描上着重线,同意了。

可惜这趟偷静之旅因为我意外怀孕而无限期延后……然我却"因福得福",彻底静了下来,不用偷的。

我每天都在做什么呢?

通常睡觉的时间会有10到12个小时,包括午休及白天偶尔零碎的歇息。除了怀孕,现代人还能找到什么其他合适的"借口"让自己如此心安理得的甘当"睡美人"?记得念书那会儿，每到夜半总觉得不忍就此睡去，哪怕再看一页书，再写一封邮件，再打一通电话也好呀，睡眠这回事是如此漆黑和寂寞，实在没有勇气就这样闭上双眼。于是"熬夜油"成了习惯，不管手头做的事如何没有意义甚至没有意思，总之是任自己困着、折腾着、兴奋或疲惫着——现在想起来，和宝宝的闹觉是何其相似！可是，宝宝是不得已，我们却是不甘愿。而成人后的我们终究是再没可能重拾婴儿般深静的睡眠了。怀孕以后方知道失眠是多大的痛苦，年轻时的亚健康作息模式直接导致了如今的低质量睡眠，一想到自己竟然睁着双眼错过了最佳造血和排毒时间，宝贝在肚子里的成长或许就要因此受到莫大影响，我就有种深深的负疚感。

再有大头的时间是用来读书和写作。在我们家，读书的速度永远跟不上买书的速度。先前我还能自我克制，嫁了爱好相同的老公以后就再也打不住，总看他在我一次次的抱怨声中签收快递送来的一大摞书——就像拥挤的京城负担不了空间平畅的四合院，我家的书也只好一层层往高处发展，桌上、地上、床上，到处都码的是我们的书塔。我看书且杂，小说也看（言情的、政治的、穿越的、纪实的、讽刺的），历史类也喜欢，时政评论类不妨涉及，更有诗词歌赋散文杂文，没办法整本的读进去，兴致来了翻上几页抄上几行也不无欢喜。而写东西——就像此刻我正在做的，每天有那么多所思所想，对家庭的、社会的、世界的、过去现在未来的、爱情友情亲情无情的、个人与群体的、人类与自然的，总要记下来，此生临了在摇椅上躺

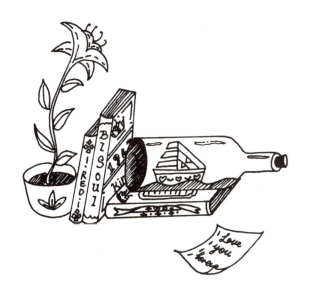

着，戴上老花镜有个翻头，有个念想，有个谈资，有个"妈妈当年是这样想的"留给儿子闺女以供参考。同样，如若不是怀孕，如若不是因孕离职，哪里有如此奢侈的读写时间？我实不知该如何感恩宝贝的降临才好。

下午四点一般会加餐，喝一碗豆浆或者黑米糊。豆浆是个统称，有时候是黄豆加黑豆，有时候是花生加核桃。黑米糊则是黑米、糯米、红豆与芝麻的混合物——有个心思玲珑、勤劳手巧，且任何时候宠爱自己都一如孩提时代的妈妈是我这辈子最大的福分之一。而另一桩福气是有一个懂我爱我的先生。晚上等老公下班回家，一家人团坐吃饭，听他千篇一律的询问"你今天都干嘛了"（笑，他总问，不过并非好奇，是一半关注、一半审视——孩子他爸的权威）。饭毕看一会儿央视财经频道的《消费主张》（实际是一款旅游美食节目），我和妈妈或老公，或妈妈及老公下楼散步，有时我们会拿用过的牛奶瓶装一瓶猫粮——小区里的流浪猫们都享受着无比惬意舒适的猫生，并毫无顾虑的繁衍后代生生不息，那肆无忌惮的幸福模样，料想比人类有安全感得多。入夜，我泡脚，陪妈妈看电视，或陪老公说说话，读几分钟睡前读物(目前是再熟稔不过却依然很有兴趣读下去的《红楼梦》),听半个小时"班德瑞"的轻音乐,十一点前睡觉。有时我也做做家务,不过不是洗衣拖地一类——因为需要弯腰,一概被豁免。我是整理整理老公随手乱丢的书本,伺弄伺弄开始不疯魔不成活的绿萝,有时就坐在房间里空想,看如何收拾归整才能为将来宝宝的衣服尿布奶瓶玩具等诸多必需品腾出地方来。周末,如果天气好,我们一家会上公园逛逛,或一起看一部电影,晚上外出寻觅美食。月份更足些,天气也更凉爽的时候,我会在白天多加入一些散步锻炼的时间。

——你看,就是这样。我摊摊手,耸耸肩,可曾让你听得无聊?

我从没感觉到无聊,截至目前。记得前两年《泰坦尼克号》里的那一对儿,莱昂纳多和凯特曾演了一部《革命之路》,讲述的是20世纪50年代生活在纽约郊区的一对小夫妻,因为对一成不变的中产阶级生活感到窒息,渴望到巴黎重新开始人生,最后男人意外得到升职而变卦,女人因为愤怒男人的背叛打掉腹中胎儿,竟致大出血而死的故事。这听上去颇像一场对梦想的坚守与背叛,勇敢与懦弱的对垒——我想导演就是这个意思。不过,我却也不敢就此说,我此刻的生活便如同到达了梦想中的巴黎。我只是在休息,在途中小憩;怀孕,不过是一个转身的契机,甚至坦白说,一个我用以应对所有质疑的借口。我甚至不知道我的巴黎在哪个方向,但我知道我去与不去,它都在那里。事实上,并非每个人心中都有个巴黎在别处。这就是为何每次被问到每天都在做什么我感到不那么好回答的原因，因为这个问题的潜台词往往是：你不感到无聊/空虚/内疚/惶恐吗？我每天忙着挣钱、晋升、维系领导群众关系、拓展人脉圈、职业培训考证、为自己和家人打拼一个更精彩的未来；而你，每天大门不出二门不迈，你，果真不感到无聊/空虚/内疚/惶恐吗？要知道你过去也是"我们中的一个"呀！

　　你叫我如何回答呢？你的梦想在此处，我的梦想在自己也不知道的哪个云山雾罩的地方。我在寻梦的征程中歇息，并非在浮生里做梦。我有我的放弃和坚持，我是勇敢的；你有你的坚持和放弃，你也是勇敢的。既然彼此是一样的，就别再对仍在"上下而求索"的我表达褒贬或同情了吧？

面　试

　　前同事推荐一位月嫂，相约某周六上午会面。生平第一次面试人，心里那个小激动呀！出门前专门照了照镜子，看看小肚子够不够挺，有没有资深孕妇的权威感。老公本来说去看牙医的，清早偷懒没能起得来（后来想他也许是故意的），遂自告奋勇给我当司机，同去同去。

　　地铁旁的某家"味多美"。热腾腾的咖啡香气一阵阵钻进鼻孔，搞得面试官愈发亢奋不已。可是，要怎么开始呢？外向的东北月嫂主动拿出了自己的健康证、上岗证等一堆证明，化解了我的踌躇。看着桌上那些红本本，我突然想到了我的毕业证学位证、英语四六级证书、雅思成绩单、中级经济师、证券从业资格证书等一堆其实什么都不能证明的证明——好心疼过去那些熬夜啃书的日子，用来谈恋爱多好？没准这会儿我已经是两个孩子的妈，其中一个会打酱油了！用来学一门实际操作的技术也好哇，月嫂的月薪动不动就上万，北京市硕士毕业生的平均身价是多少？……打住！现在不是反思人生的时候，我是来瞧人的！于是，只有相亲经验（勉强也算面试他人的经验吧）

的我问了如下几个散漫的问题,诸如哪里人,主要工作内容,在上个雇主家的收费标准等,在得知她家住在嫩江附近时,我还关切地问了一下家里是否遭受了新闻里报道的洪灾——多么会拉近距离的面试官哟!好不得意。随后,一直在旁未出声的司机老公也问了几个在我看来大同小异的问题,面试就在愉悦的气氛当中结束了。

告别了月嫂,司机师傅发动了车子,面试官坐定。

司机发问了:"你觉得怎么样?"

"不知道哎。"真心不知道。我知道她是东北人,2006年来北京,公司在朝阳区,这次打算收我们7800元一个月,但我仍旧不知道她是否勤快,是否耐心,是否热爱清洁,有没有丰富的育儿经验。干过多年同一类型的工作并不就代表着拥有丰富的经验,这全取决于此人是否勤于思考自省,是否善于归纳总结。

到头来,我只能确定一点,就是她有轻微的口气,当然也许只是因为她这一时胃火上冲,但这是我最不喜欢的,我相信我儿子/闺女也会继承我这点小洁癖。

司机:"你知道我问那几个问题什么意思么?"

"啊?"其实我已经不记得他都问了什么了。

"第一,我问她觉得干这行最有技术含量的地方是什么,她回答得很含糊,只缠夹说了需观察孩子是否受热受凉,产妇乳房保健的问题等,但实际上她又没有催乳师资格证,并不能对产奶和保奶有什么实质性贡献。第二,我问她在公司获得晋升的途径是什么,她回答考各种证。我进一步问是公司统一组织培训考试还是自己去考,她回答可以自己去外面学和考。第三,我问她家是否在北京,还有哪些人,她回答丈夫和儿子都在北京,孩子不愿意读书,刚刚上了一所技校。"

"所以呢?"准妈妈依旧没听出门道。

"我问第一个问题,其实是问她最擅长什么,因为人们的第一反应都会谈自己最得意之处;第二个问题,是问她们公司在组织管理上是否严格规范;第三个问题,是想看看她的家庭幸不幸福,一个家庭不幸的女人是不会真心爱孩子的。"

老公结束了自己的侃侃而谈,余下我一头黑线,呆若木鸡。

妈呀!我这一瞬的真实想法是,赶紧回忆一下自己是否曾经在他面前撒过小谎——大的欺骗自然是没有的。就我那点没心没肺的样儿,我不信心思缜密如他会看不出来!想来只是没有当场拆穿而已。原来天天叫我玉宝的老公,给我起了无数多个弱智傻瓜外号的老公,还有如此胸有城府的一面!

我一面冷汗沁沁,一面却又忍不住想,听说女人傻是因为过得太幸福了,我应当属于这一类而不是天然呆那一型吧?

顺之？剖之？

随着孕期过半，一个严重的选择题渐渐从心底腾起：顺产还是剖宫？就像每天晨起会口渴，一日三餐要吃饭，这个看似还早、实不必现在纠结的问题却仿佛定点的闹钟一般，每天都要跳起来闹腾几次，令我不得不时时念兹在兹。十月怀胎，最神圣、最辉煌、最志得意满也是最危险、最痛苦、最惊心动魄的一刻就是分娩，一切的努力即将有个结果，哪个准妈妈能不为了那个"瞬间"做最完满的打算呢？

依据前人经验，应力争顺产的三大理由乃是：其一，自然。没什么好阐释的，此乃哺乳动物的本能是也。一个朋友转述她大夫的话："老天爷明明给了你一扇门，你非要去开个天窗，何苦？"相信天然的好于人工干预的，这本身就是个再自然不过的观点。其二，有科学可证明，经产道压迫过的婴儿，脑子和内脏都会发育得更好。其中的道理我猜，是否因为宝贝在水里浸得久了，出来的时候略压一压，脱脱水，可使其由内而外呼吸更通畅？君不见日常骂人我们总说"那谁谁脑子进水了"么？嘿嘿。其三，妈妈免于挨刀子,产后恢复更快。中医笃信外科手术是大伤元气之事,不到万不得已不予考虑。而我们是中国妈妈,是地地道道的炎黄子孙,信奉中医没什么可丢人的。

听起来很美,不过……西谚说得好,每枚硬币都还有另外一面:

所谓"顺产",所指乃顺应自然生产,可不是"顺利"的"顺"。而那个美妙的"瞬间"也不是"瞬间",快则十几小时,慢则一日两日,我听过产程整整持续了72小时的,我不知道那个伟大的母亲是怎么扛过来的,她一定是党培养的、最最优秀坚毅的中华女儿,堪比烈火烧身而纹丝不动的邱少云同志,远胜以血肉之躯堵枪眼的黄继光——一梭子弹打光差不多就解脱了吧,那才几十秒?!所以,坚持自然分娩首当其冲的一个弊端是:不确定性。你不知道你要痛多久、哭多久、嚎多久、挣扎多久,而悬而未决的状态往往是最教人绝望的。

第二,疼痛。我还没有痛过,所以不敢妄下评论。不过,肯定比治疗龋齿的时候疼多了(对我而言已经不能忍),比每个月那几天痛多了(据称有类似性),与摔断手脚骨折不是一个数量级(这个我体验过,左脚钻心疼的时候右脚还能单脚蹦呢,可见是没啥)——如果把这世界上的疼痛分个等级的话,分娩之痛至少能排进前三。尽管现代医学给我们带来了福音,听说产妇也可在脊柱上打一针麻药(俗称"无痛分娩"),然则听起来就够冒险的,脊柱哎!还真在网上见过因为这么干导致生产后一个月都下肢麻木的(还好她最后康复了,算是正面案例)。并且，我一个朋友打了麻药后仍然很痛，拿她的话讲只是变得可以忍受而已，她还因为产程过长，麻药的效果后来消失了，她只好继续死去活来地用力……

第三，传说中的侧切。如果孩子的脑袋较大，为了帮助他/她尽快出来，大夫会在产道口上剪上那么一剪子——无麻醉！有时会征询产妇的意见，有时直接就给剪了，因为届时的产妇由于过于疲惫和痛苦，脑子实在清醒得有限。当然，剪完以后还要缝合，也是没有麻药的干活！我问一个因为没有侧切而导致二级撕裂的年轻妈妈："听说缝合之痛跟产前阵痛相比根本只是小儿科，所以你也就没什么感觉了？"得到的回答是："狗屁！你自己试试！"最后，产后的头几天里，由于产道上的这道伤口，小便和清洗下身都会变得好似上刑一般……只是我想，十几个小时的苦苦挣扎之后，大夫若说来上这么一剪子一切就可结束，我定会忙不迭的同意吧？谁还想得到产后尿尿这种小事呢？

顺产这么吓人，剖腹自然也不是好玩的。

第一是伤身，不言而喻。且伤且痛。麻药过后，难熬的时刻就来临了……可恨没人将术后伤口之痛与产前阵痛做一个量化对比，害得我们无法具体评估。我所打探到的是：术后第二天，为了防止伤口粘连，产妇立即就需要打着吊瓶挂着肚皮上的刀疤下床活动，那自然也免不了是要哭天喊娘的。

第二是留疤。就算医学再昌明，大夫手艺再好，即使横剖也是要留疤的，或长或短，总是丑陋的，令人感到缺憾；最重要的，令你胴体最日常的欣赏者——你的男人感到不无缺憾。不过，横剖的位置在肚脐下足够低处，不影响他日身着比基尼的美丽，只要你还能锻炼出性感的腹肌。

第三是影响第二胎。须知被西瓜一样划开的除了你的肚皮，还有你的子宫，受过伤的子宫再次受孕时将面临不可预测的风险，如果胚胎恰巧着床在昔日的伤口上，流产的概率会非常高，甚至会因为胚胎过于顽强的生命力而在生长过程中将子宫壁戳穿，导致孕妇大出血。因此，剖宫产的妈妈一般会被建议至少休息两年后才能再次受孕。

完了，如此看来，根本不可能有完满的打算，此事古难全。不但难全，还有各式各样百滋百味的苦痛等待我们去体验。一想到我即将经历的一切，我就想把将来只是装模作样在产室外走来走去、说不定还会一直捧着手机玩游戏的孩子他爹抓到面前扇他两百耳光！又想立刻给我的妈妈送一面锦旗，上书两个大字："英雄"！并用世上最甜蜜最动听最温柔最深情的话来赞美她、颂扬她、感谢她。或许，正因为经过了这一番血与泪的洗礼，生命才如此珍贵有意义，才值得我们去尊重和爱惜。也正因为这番艰辛，母亲和孩子之间才拥有一条最特殊、最直接、最深入性命的纽带，任谁也无法阻断吧。我仍旧感到焦虑与恐惧，但我也不无期待，新生命诞生的那一刻。

闲情五记

一、弄草

终日在家,以伺弄花草为乐。说是花草,其实只得绿萝一种。此前还有一盆长出了不知名野草的,其泥土乃从高速公路某服务区花坛内掘来,想是野生的种子。我欣喜异常,宝贝得不得了,因是我们家除绿萝外唯一存活的草木。后来它们果然不负所望长得又野又壮,甚至在夏天开出了白色的小花,可惜后来我发现其锯齿形的叶片上竟然覆了薄薄一层褐色的虫卵!吓出我一身鸡皮疙瘩,赶紧都拔掉了……于是,绿萝继续独霸天下。

起初是搬新家,为了去甲醛,丢了十盆在房间里任其自生自灭,后来统统死光,又换过一批。人说草木有情,此话绝对有理。这 次,我严格按照卖家叮嘱的办法,每周浇水一次,且一次浇透;于是,虽在常年鲜见阳光的北房里,它们却仍以最好的姿态来报答我的付出了。纷纷然,茂茂然,争先恐后,生气勃勃,奋力向上争取那一丁点的光明。一盆放在窗边的甚至不疯魔不成活似的,长出了手掌宽的大厚叶子,还固执地把原本孱弱的枝条爬上了墙!生命以其最原始的面貌呈现在我眼前,坚韧,积极,潇洒不羁。

再后来,我开始醉心于"分枝"。于绿萝枝条上有深色节点处剪下,觅一透明甚或不透明的瓶子,盛约五分之四瓶清水,浸上,不几日就慢慢发出了白色的、细细的根,这一枝从此开始独门独户的过活,也有新做人家的生机了。我家的各式瓶子全被我征用,从网上淘来的漂亮的玻璃容器,朋友赠送的可悬挂的试管,盛鲜牛奶的树脂瓶子,外出带回的塑料矿泉水瓶,通通养上了绿萝,这些瓶瓶罐罐也转眼由冷冰冰的器皿、废旧物资摇身一变而成为了生命的容器。书架上、饭桌上、电脑旁,它们或一枝独秀,清隽高昂,或团团簇簇,缤纷热闹,为我这个没有阳光直接照拂的小窝平添了太多的生趣,为准妈妈的心情平添了太多喜气洋洋的绿色。我又分赠友人,视为不俗之乐,同好者彼此心领神会,喜悦尽在不言之中。

有朋友说孕中一定要静心,即便两耳不闻窗外事,每天一睁眼也是家事杂沓,我的绿萝园艺就是我的静心之宝。

二、持家

几个月下来养到109斤,坐不住了,趁肚子还不算太大,开始在家里整饬各类家私,以舒活筋骨,抖擞精神。家私这个词不知道是谁造的,但必是个很懂生活的人,家是私处,是你独处时最喜欢、最常在的空间,是各个角落充斥着许多小暧昧小情调小秘密的个人领地。我常说一个家只能有一个主妇,这是不需要实践检验,生而为女人的原始智慧。怀孕以来婆婆、妈妈轮番入驻我家,不得不说意味着某种侵犯,哪怕是最大善意的。于是,再也忍耐不了的我每天一睁眼就开始东摸摸,西看看,四下里找活儿干,今天煮一锅滚水来烫毛巾,明天用打印的两寸小照片修饰墙上的污点,后天灵机一动给厨房新添了一个置物架,再有整理家庭医药箱、清理冬天的衣物、清洗加湿器等等具有一定技术含量却又不致给孕妇造成劳动伤害的小家务——当然,都是趁家长们外出时自己偷偷干的。这是我与我家的独处,经由细琐平凡的小事润滑与增强了我与它之间的感情——如果家也有生命的话。当然有。它带给我挥洒汗水的快乐与成就感,同时,我亦以为有禅意。古人说修身齐家,大概齐家也是自修很重要的 部分。

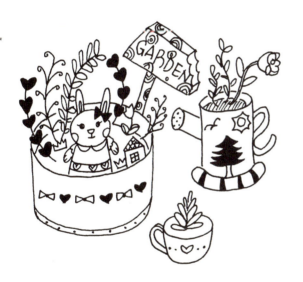

三、捡拾

在园中散步的时候偶见垃圾桶旁的一位清洁工人正往一台貌似体重秤的东西上站,走近了,果然是一台秤!显然是旁人丢弃了被他捡到，于是试试是否可用。我的走近仿佛令他感觉到一些不安，只听他嘟嘟囔囔说了一句好像是还能用之类的话，我即刻匆匆离开了。我只希望我的关注不曾打扰到他。捡拾别人不要的旧东西一点都不丢人，爱物惜物归根结底透出的是某种珍视生命的价值观。过日子的悉心悉意从对旧物的修理整饬与创新他用开始，在旧的年岁里是艰苦朴素，在今天则是富足生活中的返璞归真——我们这颗千疮百孔的星球需要人类有这样的态度。

四、初秋

花园里一株不知名的树（似是白蜡）黄了！整棵尽带黄金甲！初见黄叶总是新鲜和欣喜的，如在阳光下就更鼓动人的喜欢，这喜欢当中混合着怜惜与赞美，是矛盾的，但又再合情理不过——生命的轮回之间尚以这短暂的美丽飨享世人，冬之萧瑟苍凉已在近途，我既喜且伤。

五、白日梦

我素不爱吃鱼，但孕妇总归是要被劝导着吃的，所以一向很苦恼。近来读苏东坡，不知怎么有天午睡时就对他夜游黄州赤壁的妙趣心生向往：倘是扁舟江夜垂钓，得一尾巨口细鳞的鲜鱼，清煎慢炖，配上香洌的美酒，于明月之下，清风之中，与老公击节对酌，唱一曲大江东去——大概这样的鱼我也吃得！

胎动&心动

脑筋急转弯：

提问：有人狠狠踢你一脚，你还开心得不得了，为何？

答曰：那是宝贝在肚子里踢妈妈。

第一次感觉到明显的胎动是在大概十六七周的时候，刚参加同学聚会回来。当年的研究生寝室四个女生，一个妈妈、两个孕妇、外加一个新近谈了恋爱。唧唧喳喳的育儿经漂浮在混合着饭香菜香闹热浓郁的夜气里，肚子明显小于另一个孕妈的我听到人家讲胎动，难免生出几分莫名其妙的失落——我的宝贝还没踢过妈妈呢！然而就是当晚，将睡未睡之际，我习惯性把手放在腹部的当儿，突然——居然——他/她就动了一下！仿佛在我耳边"噗"的一声，是小鱼在阳光下慵懒的吐出一个泡泡，悠悠然浮到水面，微触空气，轻轻的，羞涩的，爆炸了。我的心也爆炸了，是冬天电影院里出售的爆米花儿，一朵朵盛开、怒放，香喷喷的喜悦，甜滋滋的快乐。而我竟还有些害羞呢，黑暗中见不到自己的脸，是否面染桃花？想把一旁沉睡的孩子他爸唤醒，满心新嫁娘的娇羞——哎哟喂，心底真是比洞房花烛还要甜蜜！我和宝贝的第一次亲密接触。旋即又紧张，不由自主地摒住呼吸，恨不得把耳朵长在肚皮上——他/她还会再动第二下么？然而毕竟是没有了……

我激动半晌，也煎熬了半晌，才心满意足的睡去。第二天一早告诉老公昨夜的际遇，他连连骂我不叫他，我把眼皮一翻，傲慢似女皇："哼，谁叫你睡得跟猪一样？叫你也来不及，他/她只动了一下。"

有了这开天辟地的一下，慢慢我们母子/女就开始了愈来愈多的交流——纯肢体语言，原始而直接。最初都是单次的"噗"，其后慢慢有了像吐出一串泡泡的连续动作。到了二十周左右，宝贝的动作愈发频繁，从一天能感觉到几次、十几次，慢慢变成仿佛一天到晚都在动来动去；从小鱼吐泡泡变成小鸟振翅，甚至有一晚我确然感觉他/她是毫不客气地踹了我一脚！"哎哟！"我大叫一声，傻瓜似的兴奋着，像所有内心充满爱意的准妈妈一样遐想：这孩子，难道生出来是个"贝克汉姆"？我们绝不会把念头转到罗纳尔多身上去，因为如果是个"他"，"他"必须是个大帅哥！

有时三两天未曾明显感觉到他/她的动静，心里立刻开始打鼓，宝贝身体不舒服了？乏了？怎的不活跃起来……随即开始检讨自己不那么完美的举止，昨天好像弯腰太多了，夜里没休息好，连续几顿挑食，呀，不会是为了风度不要温度出门少穿了那件一直被婆婆念叨的冲锋衣于是真的受凉了？……脑子里一面转，嘴里一面碎碎念，冷汗涔涔，我的儿，我的心肝儿肉，妈妈错了，以后再也不敢不乖乖的了，你千万保重呵！有时他/她倒又哗哗动个不停，似乎总也找不到舒服的姿势似的，又像是对我表达愤怒，我仍是担心个没完，这么活泛，是我昨儿偷吃巧克力害得他/她兴奋了？公公烧的排骨错放了大料和花椒？电脑辐射？……是动亦忧，静亦忧，然则何时而乐耶？无解。真比"先天下之忧而忧，后天下之乐而乐"的范仲淹还要累心得多！

　　每当心下不安，我就要测胎心。医院不是我家开的，我也未曾学过妇产学，但是自个儿摸索着倒把听诊器的使用学了个大概。感谢万能的淘宝，估计我就是想买月亮它也有存货。找胎心不是件易事，第一次，孩子他爸以超级好的运气在十分钟之内就听到了那欢快的扑通声。但从第二次开始，我们每次都要花去至少二十分钟的时间，拼命压抑自己的失望，不断挑战99度开水一般沸腾着的急躁，像兔子一样竖起耳朵分辨我自己的脉搏与像风声一样的子宫壁杂音，最后的最后也只能以三分之一左右的概率听到宝贝的胎心。然而，它真是欢乐呢！就像敲着小鼓，踩着步点，永不停歇的一往无前，把山川森林炊烟人家一律甩在身后的样子，蓬勃的、生命的节奏。我被深深的感染了。相比起隔着肚皮唱儿歌、念唐诗，我更愿意徒劳又坚持，烦躁又耐心的寻找宝贝的胎心，在听到它的一刹那，母子/女连心的感受油然而生，不言而喻——就像此刻，我记下这些旁人看来或许无趣的念头，宝贝似乎就在方才轻轻踢了一下，是他/她和妈妈的心有灵犀么？

大肚婆

不知道是不是每个孕妈都有我这样的心路历程:初时只恨肚子没有规模,孕态不足,尤其在亲爱的孩儿他爹跟前,像是没攒够骄傲的资本似的,成天只盼着"显怀"。那心情之迫切,以致每天清早一睁眼,下意识里第一个动作竟然是摸摸肚皮满心疑惑:怎么,似乎,还比昨天小了呢?然而不知从什么时候起,突然就发现:地铁上有人给自己让座了!内裤秋裤牛仔裤西裤老棉裤通通穿不下、毛衣冲锋衣防寒衣羽绒衣通通拉不上了!走路有意无意的左摇右晃,双手不由自主地插在腰间,活像一只肥鹅。噢,还有体重,由于向来瘦惯了,没有危机感促使我时时监控,偶一秤之,昔日的苗条女人竟已隐性增肥了二十斤?!——揣着一种难以言状的悲喜交加,我意识到,经过六个月的熬炼,我终于,成功晋级为一个大肚婆!

大肚婆是幸福的。每日晚餐,共享天伦的重要时刻,全家人团坐,老妈总在给我盛汤的时候叮嘱一句:"多吃哦,你现在是两个人在吃饭哦。"老公每每夹一筷小菜,抿一口小酒,笑眯眯的伸出一只爪子在我高高隆起的肚皮上轻轻摩梭两下，搞得我呵呵的傻乐。这时候是没有语言的，有也是支离破碎不成逻辑傻里傻气，可是我想宝贝也能"听"到吧，爸爸妈妈无声的交流。爱的电波，在冬日大风干燥的气候里噼啪作响。

大肚婆是痛苦的。网上有个段子，说某一天，爸爸与日渐成熟的儿子之间进行男人的对话，老爹说："小子，对我的女人客气点，除非你能做到以下几点：连续三个月每吃完一餐就去催吐（孕吐），乳头被别人嘬破长达至少一个月（喂奶），肚子里塞一颗篮球10个月，一年半不能喝茶、咖啡、冷饮……"事实上，大肚婆岂止是怀抱一颗篮球呢？简直是十斤以上的铅球，是多汁多肉的西瓜，是随时需要轻拿轻放的定时炸弹！腰上捆了这么一坨东西，很快你就坐无坐相、站无站相，什么风度礼仪通通丢到爪哇国去了，尤其是在这样笨拙的情况下，每日的散步运动却不但不能少，反需要加强，顶着呜呜呼啸的北风，裹得像粽子一样的大肚婆们在因为高楼林立而变得稀薄的太阳底下一圈一圈的溜自个儿，那勇敢，那毅力，令我真想大鸣大放一曲赞歌！而我的宫缩开始得很早，时常是没走几步肚皮就阵阵发紧，心跳加速，胸口发闷。虽然十几秒后这种假性宫缩的症状就会自动过去，当时却也教人怕得不得了，以致

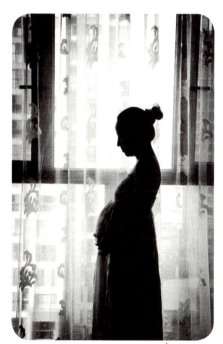

八个月的准妈妈孕态十足

走路对我而言变成了一件战战兢兢如履薄冰的事。

　　大肚婆也是霸道的。每个晚上我都折腾，在床上"烙饼"。尽管医生和专家们都建议左侧卧，可无奈我的宝贝不配合，但凡我朝左躺下他/她就噗噗的踢，节奏感颇好，大有beat-box的韵味。再加上我自己的心跳声，噗噗，怦怦，在静夜里响得格外空灵，令我分外清醒。那么右侧卧好了？他/她仍旧活跃，像是跟随我的翻身而动，偏要跟妈妈淘气似的。平躺是他/她相对运动幅度最小的时刻，然而我很不舒坦，那滋味，仿佛有人拽住我的头我的脚两头拉扯，整个身体都是紧绷的，难以放松。于是乎，翻来覆去，覆去翻来，好一阵过后，我身边的人开始用鼻子奏乐，一阵紧一阵慢，一阵高一阵低，睡得那叫一个酣适甜美。嫉妒的小火苗在我心头越窜越高，终于燃成了熊熊大火——

　　"××！"河东狮吼。

　　"干嘛？"睡眼惺忪。

　　"你帮我抱一会儿！"女王的命令。

　　"抱什么？"莫名其妙。

　　"我肚子上的球！你儿子！"我哇的一声就哭出来，无限委屈啊！

　　然后是例行公事得到软语安慰，抱抱，渐渐收了声，安枕。不一会儿旁边又传来呼呼声，我依旧闭着眼数星星……

　　翌日，总有小气鬼找我秋后算账。

　　"你昨晚干嘛那么凶？！"

"哼,谁让你睡那么香?"

"这是我的错哦?"

"我肚子里的不是你儿子哦?"

"也许是女儿呢?"

"那也跟你姓啊!"

"女儿像你那么凶,以后怎么嫁得出去?!"

"像你打呼噜才没人要呢!"

"你睡着了也打,像小猪一样的。"

"胡说八道。"

"胡说九道。"

"你好无聊。"

"老婆乖,周末带你去吃好吃的。"

"讨厌。"

"爱老婆。"

"坏人。"

"你想吃啥?"

"……"

哎,这样的日子,我真不知是盼望它早点到头,还是永远不要结束呢?

传说中的"顺转剖"

如果你问一个女人这辈子什么时候最痛？（当然，我指肉体之痛）无论她亲历过与否，多半她都会告诉你：生娃。如果你问我比生娃还痛的是什么？我会毫不迟疑的告诉你：是历经14个小时的自然分娩之后再被拉去剖宫产！

怀孕期间，每个准妈咪或多或少都被曾经的过来人、一波又一波的英雄母亲们洗过脑。我的洗脑首先从妈妈辈开始："我生你那会儿疼了一天一夜啊，最后都上产钳了！所以你生下来脑袋是尖的呵，像个鸡蛋，妈妈每天抱着你揉啊揉，慢慢的，越来越圆，最后就像个苹果了哈哈。放心好了，最后都能成功的，毛主席说得好，坚持就是胜利！"我（暗忖）：这话果真是毛主席讲的？……怪不得从小念书那么吃力，原来脑袋被夹过的说……

再来是同辈中的前辈们："不怕不怕，一咬牙就过去了，我都哭了，不过现在也忘记有多少痛了……你看，都能忘记！……什么感觉？哦，那感觉，就像拉了一坨很大的'粑粑'！"我满心满脸的惊恐以及说不出口的疑惑：

是"就像",还是真的……

之后是以名满京城的郑玉巧等大夫为首的专家团队,抛出琳琅满目的各类技术指标:什么是正式发动的节奏,何时是去医院的最佳时机,什么情况下必须平躺,第一、第二、第三产程分别有哪些注意事项,神一般的顺产呼吸法,缥缈如云烟的幻想止痛法,以及瓜熟蒂落后的产褥期母婴护理一二三……习惯了认认真真背书的我自然丝毫不敢懈怠的多次学习、做笔记、誊写并且念念熟,可谓成竹在胸,以致一度的口头禅变成了:"我最不相信的你猜是什么?不知者不畏!"言下之意,我的功课做得不能再足了。

最后的最后,就是浑浑噩噩一知半解,嘴上无比紧张重视,私底下反正不关我事高高挂起的各位准爸爸们,他们统一的论调基本可概括为:"没事的啦,全世界的女人都在生孩子,一整个星球的雌性动物都在分娩,你有什么可怕的!再说了,还有老公呢!"至于有他顶个什么用,那就仁者见仁、千差万别、现实与理想的距离无法估量了。

所以,你看,我就是在这样的舆论环境下茁壮成长起来的一位准英雄母亲——心理上很英雄;至于身体上,反正,至少产检的大夫没提及曾发现任何一定会导致无法自然分娩的症状。于是我就准备轰轰烈烈大干一场了!

我的预产期是马年的正月初七,然而不知何故,冥冥中心底有种预感似的,我总觉得阿宝会在大年初一出来。年前两个礼拜我就跟一个好朋友讲,我跟宝贝约好了,鞭炮响起就是信号,早上出来吃汤圆哦,黑芝麻馅儿的!——我老家的风俗,大年初一早晨全家一起吃汤圆,象征团团圆圆。讲得神乎其神,也就被人当个笑话听去,然而铁一般的事实证明,妈妈与宝宝的确是心灵相通的。

以下,是我的节奏:

热热闹闹的年三十儿晚上,顶着每半个小时疼痛一次的尚可忍受之苦,我欢天喜地的和这个世界上我最爱也最爱我的两个人——老妈和老公在家里做了一顿地道的四川火锅,虽然吃吃疼疼疼疼吃吃,然而竟心满意足到小半辈子过去了还从没觉得春晚这么好看过……总之,就是吃着火锅唱着歌,慢慢的就疼得密集剧烈,宝贝与妈妈都开始不淡定了。伴随着新年的钟声敲响,哗啦啦震天的炮声鼓荡着耳膜,我开始进入每五六分钟宫缩一次的、传说中的"第一产程",内心渐渐被焦虑与恐惧填满。老公很快在身旁打起了新年的第一响呼噜,我哼哼唧唧努力企图睡着——这个时候去医院不是找骂么?值班的护士姐姐都没吃上团圆饭,正想找人撒气儿呢。抱着宁可在家里相对舒服的多疼一会儿的信念,我咬着嘴唇等待天明。

撑到清晨六点左右,我毫无悬念的逐步进入干嚎状态。期间我们家还停电了——不愧是辞旧迎新的时刻,电卡上的存量不多不少恰好在这个特殊的夜晚耗尽。老公骑着"电马"(幸好头天它的蓄电池被充了个半满)欢快的奔到离家最近的国家电网营业厅买电。还有哪个公用事业单位比它更可靠呢？年初一的凌晨三四点，可以轻松享受标准化服务的国家电网！如若不是实在没有体力了，我要为它高呼万岁。

拎起两个月前就已准备妥贴的"待产包"，精神高度紧张的一家人奔驰在二环主路上，虽然已经很想哭，但我尚有精神转了个奢念：如果京师的道路每天都这么通畅就好了呢！雾霾也会没有了吧？

不过十几分钟就走完了平时需要五十分钟的路程，七晕八素的我被架进待产室，还没来得及与我这个时候最最不愿与之分离的亲人们话别，我突然就发现自己与世隔绝了！孤伶伶的躺在一个硕大房间的角落里，妈妈的没有，老公的没有，手机的没有，mp3的没有，水杯的没有，巧克力的没有，连卫生纸都没有，之前准备的一系列待产装备，竟然一件都没有被允许带在身边！此时的我再不能转别的念头，除了痛还是痛，除了想哭还是想哭，冷汗打湿了贴身穿着的内衣裤，黏乎乎的恶心。很快下半身就被扒了个精光，薄薄一张白布单兜上来，暖气开得不很足的空荡房间里，冷飕飕的一股细风，吹得人心里没底。

眼前晃动着若干陌生冰冷的面孔，二十出头的、漠然的仿佛不谙痛楚的脸。怎的助产士都这样年轻？没痛过的女人又何能体解分娩前这漫长的苦难？

其中一个助产士一屁股坐在了我的床脚，遮羞的布单被她的体重狠狠压紧来，我感到下半身更僵了，像不是自己的。她一面在一张纸上涂涂画画，大概是替我填写个人资料,一面冷不丁问我:"你怎么偏偏就今天来呢?说,你说说看,你怎么就今天来了?!"我以为她开玩笑呢,正待等这一茬的疼痛过去勉强挤个笑容作为回报,一抬头看到她因为缺觉而潮红的眼睑,忍不住打了个寒颤。好吧,你是认真的。"说,你说!你说!"她还兀自津津有味的催我回答,仿佛这么样自己就能好过点,仿佛我是一只可以随意逗弄却不会生出危险的小动物。"我昨晚都没睡觉!春晚也没看!你们可真会挑时候!别的科室病人都走光了,我们科倒好,源源不断的进人……"

"……嗯嗯……"我姑且哼唧两声,蓦地感觉左手被毫无征兆的拎了起来,大拇指在她手中的纸上摁了个红印。喂喂,这是什么东西?我是不是有知情权呐?想喊,出不了声,有规律的疼痛袭来,只好继续哼哼。就这样,迄今我也不知自己究竟是签了一张什么样的"生死契"!感谢老天只赐给了我"生"的部分。

……

熬,煎熬。每一秒钟都像油锅上的鱼。文火煎鱼原来是这么个滋味!每一次宫缩都有一股蛮横霸道的力量把我的五脏六腑往下拉扯,心脏要掉下去了,腰快被扯断了,这绝不是我自己的力,怎么能够?这是要五马分尸么?……呜呜,我不是个合格的共产党员,我不能忍痛,我成不了烈士,求求你们,容我招了吧!……自嘲没有用,我还有开自己玩笑的意识,却没有笑出来的气力。数羊吧,从一数到二十,接下来是九十九、一百,啊,痛!根本没办法记得自己数到哪里嘛!

疼痛间隙唯一残存的理智促使我叫住一个匆匆"飘"过的助产士:"大夫(我使用的是尊称,事实上,待产室里没有值守的大夫),有没有'硬膜外麻醉'?(啧啧,瞧瞧我多么专业,在这种时候尚能准确使用术语。)"

"没有。"声未绝,人已远。

绝望了一半。

"那个……大夫,能不能替我看看开到几指了?"从凌晨一点算起,到这会儿也有七八个小时了,怎么也得三四指了吧?这是当时的我心底最大的指望。

"你还能说话呢,早得很。"声音从远处飘来,浮升到屋顶,又一圈一圈荡开,边扩散边掉落,好像吸饱了这个房间里的痛苦,重得吃不住劲,直到落在我胸口,压得我大口喘粗气。

继续忍。继续哼。

突然,没有任何征兆的,一声人间天籁刮入耳朵:"别叫了,回头没有力气了呢。再忍忍吧,生孩子都是这样的。"我几乎是凭借动物的本能寻找到了声音的来源(自主翻身于我而言已不可能),原来是另一个待产的准妈妈,想是比我早到,所以我一直不曾留意。她在对面的病床上微笑着对我送来遥遥的鼓励,我立即老泪纵横呵,不由得肃然起敬!在这种绝望的时刻,同样犹如身在炼狱的她还能给别人以帮助,这是什么精神?这是白求恩的人道主义精神啊!当然,两个小时之后,这位淡定君也开始哇哇大叫,并且不断地喊出清晰具体的那个称谓:"医生——医生",以致换来了无数声讨,负责任地讲,比我的多多了。看看,你不能指名道姓不是,外面的人听见了还以为大夫怎么的你了呢,还以为医护人员不作为呢,还以为你受到不人道待遇了呢!可以叫,可以哭,但不能叫出"医生"两个字来,这是病房里的明规则吧?此是后话。

在那一刻,她热情洋溢的鼓励立刻就换来了我更为热情的回应。配合着疼痛的节奏,我感觉下身流出了热热的液体,挣扎着一看,红色的!这不是"破水",而是"见红"。可这比此前家里那次量大了太多,这哪里是"见","见"是葵花点穴手星星点点,这是蔓延和湮没,是排山倒海气势如虹呀!一瞬间,床上的产褥垫湿了个透,我的大腿上糊满了粘稠的血液,巨大的恐惧袭上心头,我几乎是一瞬间就想到了死。我发出一声凄厉的尖叫:"大夫,我要剖!我要剖!我要剖了啊!"吓得我那位温柔的战友立即闭上了嘴。

而我得到的回答仅仅是远处传来的一声:"没可能。"好不简洁!

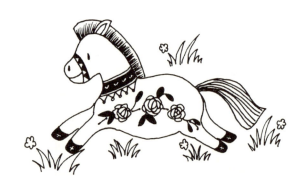

"那给我换张产褥垫吧,全湿了。"不如先解决一下实际的问题。

死一般的沉寂。这下干脆没人理我了。

歇了几分钟,攒了攒劲,我犹豫再三然而

不得不喊道:"我要见大夫!我要见大夫!我要见大夫呀,呜呜……求求你们……"天知道,即便在如此困难的时刻,我真的也不情愿麻烦别人;可是,预感到自己的状态很不好,我焉能假装什么都没发生过?一想到我的孩子在妈妈肚子里不知正遭着怎样的罪,我的心就一阵阵抽搐。泪水糊了满脸。难道没人相信产妇的直觉这回事?那早些年在家生产的妈妈们又该相信什么呢?

依旧,无人应答。事后我想我应该给他们送去一面锦旗,上书四个大字:"沉默是金。"

再忍过去一阵。聪明的我已经学会利用疼痛发作的间隙,又一次呼号:"我要见家属!我要见家属!"我听见自己绝望的嗓音碎成了瓦砾,一片片的,割痛的只有自己的耳膜。

另一边,是坚定贯彻中的沉默是金。哦不,应当说她们的沉默是有针对性的,她们已经愉快的聊起来中午要去吃火锅。

我彻底怒了!出离愤怒。兴许是肾上腺素水平的突然增高,我噌的一下坐了起来,此前是翻身都不能呵!一溜烟的下了地,不由分说就往外走。如此,几个小姑娘方慌了神,像人民警察拦截恐怖分子一样奋不顾身的挡在我身前,"你这是为难我们,你这是为难我们呐!"她们好不委屈哟!我才不理呢,就你们会装聋作哑?我也会!我像眼前蒙上了红布的公牛,不,母牛一样没头没脑的冲到待产室门口,我可怜的老公和妈妈一直寸步不离的守在那里一动都没动过呢,我一拉开门就见到了亲人们着急担忧

甜蜜的负担

的脸。我一下子稀软下来，笨重的身体仿佛被这太过用力的久别重逢给击垮了，薄得只剩没骨没肉的皮，在穿门对流的寒风中抖得像一片树叶。我的眼泪决堤般往下掉，哽咽着泣不成声："妈妈，跟大夫讲，我要剖，我不忍了啊！"然后，连没来得及看清妈妈的脸，门贴着鼻子砰的一声关上了……

回到床上我才意识到，刚才冲到门口的自己只穿了一条底裤。双腿间一阵冰凉，心底也是。

后来的节奏就明快多了，熬到中午十二点半，在一位值班大夫的指挥下，我被人工破了水，挂上了吊瓶打上了催产素，宫缩愈发激烈，我开始对自己撕心裂肺的尖叫习以为常。疼痛变为提醒自己我还活着的一种方式，反而奇迹般的使我渐渐生出抵御的勇气。

下午两点，另一位值班大夫给我做了内检。（还记得吧？刚才那一位吃火锅去了……她且好心邀请助产士们同去，好在几个小姑娘虽然尸位素餐，但十分清楚擅离职守的严重后果）在跟我完全没有交流的情况下，她站在我床边打了一通电话："她才开了三指，十四个小时了……宫颈壁都是肿的……嗯，胎儿依旧是横位，胎心70……好，那我准备吧。"一直竖起耳朵摒息聆听的我就凭这些话茬儿猜到端倪，福至心灵地问道："大夫！是要给我剖了吧？！"没有回答，扭身走了。我遥遥的看着她拉开门走出去，无比欣慰的想她一定是去见我的家属，要他们签字同意手术。在那一刻，我一心只想着眼前这没有尊严的苦痛就快要停止，这磨人的煎熬就快要结束，完全没去想，胎心每分钟70的意思也即只有正常值的一半，我的宝宝已经出现了危险的征兆……我更没有去想，"横位"这样重要的剖腹产指征他们究竟是何时发现的，又为何她的话里分明有个"依旧"。昏昏沉沉的我只是一遍又一遍的呻吟："什么时候推我去手术室……什么时候推我去手术室……"

事后，我才知道爸爸和姥姥在听说胎心数据的当时就吓傻了。爸爸一个劲儿的问："里面有人持续监测么？有人持续监测么？！"姥姥噙着泪一声不吭，好像她的话太惊动，一出声就要吓到她那未出世的乖孙。

约摸过了一个世纪那么久——实际是半个钟头以后——在胎心只有正常值的一半、无人监测半个钟头以后，一个男护士把已经蜷缩成一团不成人形的我推进了手术室。当着他的面，我毫不犹豫地按照要求一把扯掉了身上残存的衣服，以光速回归到赤条条无牵挂的状态。之前听说在脊柱上注射麻药也是很疼的，我却麻木不仁——那点痛算什么？我早已经在地狱里滚过一圈了。狂乱的心情竟然平静下来，四肢百骸舒展开来，意识一点点的清醒。正当我开始好奇肚皮被拉开会不会有感觉的时候，一声响

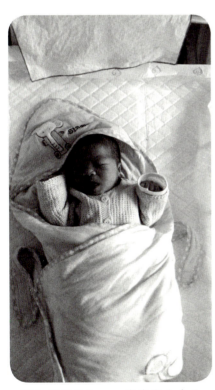

甲午年正月初一，陶陶出生在北京，体重6斤4两，身长50厘米。

甜蜜的负担

亮的啼哭划过酒精味凝滞的空气，我听到一个愉快的声音说："哎哟，大年初一都是'娘娘'哎"！一个红彤彤、光溜溜的小屁股就被举到了我眼前，瞬间又被移走了。我生了个女儿。我生了个小闺女！刹那间，房间仿佛被开了一扇天窗，一道温暖的光线从云端投射下来，直射到我脸上、胸上、手上脚上，刺目的欢喜，又教我浑身懒洋洋的舒坦。我开心地笑了，笑过立刻哭起来，压抑不住的眼泪断线的珠子般掉落，委屈的、幸福的眼泪，伤感的、甜蜜的眼泪。我的心里刹时充满了对这个世界的谅解和感恩，我很想对大夫和护士们说，谢谢你们大年初一还在医院坚守岗位，谢谢你们为了我们这些太不会挑时候的妈妈牺牲掉了与家人团聚的宝贵时间，谢谢你们熬红的双眼和辛勤的汗水……正想着，那熟悉的、严厉的音调冷不丁再次响起："不许哭！谁让你哭的？"

后记：产后我才听说，就在我产前约一个月，就在我生产的那家医院，一位准妈妈在经历了漫长的生产过程之后，胎儿不幸夭折了。没有人确切知道待产室里究竟发生了什么，曾经的准妈妈和医院之间打起了在我看来于事无补而又两败俱伤的官司。后怕之余，我不禁想，人与人之间那一点点深层次的共情当真有那么困难么？就我个人的经历而言，在医务人员应尽的责任之外，竟不可以有一丝额外的关怀、体谅与尊重？许多医患矛盾中暴虐刻薄的病人家属固然令人愤怒，然而，一切原本可以避免的伤人伤己的不幸,难道不是源自于人心的冷漠?冰冷自私的念头曾在我心底生起,也曾在你心上发芽,我们双方都是曾辛苦搭建"巴别塔"[1]的可怜的人类,不如抱团取暖吧。

---

1 巴别塔,又称巴比伦塔。《圣经·旧约·创世记》第11章宣称,当时人类联合起来兴建希望能通往天堂的高塔;为了阻止人类的计划,上帝让人类说不同的语言,使人类相互之间不能沟通,计划因此失败,人类自此各散东西。

未来来之前

——关于孩子的抚养，每个妈妈都有自己既严肃又浪漫的想头，社会也灌输给我们太多既定的知识。然而除开掏心掏肺的付出，我始终相信：这个世界上不会有完美的母子关系，无论是理性的清洁还是感性的温存，我们能给予孩子最好的，不过是经过岁月打磨的、充溢着爱与包容的、彼此的陪伴。

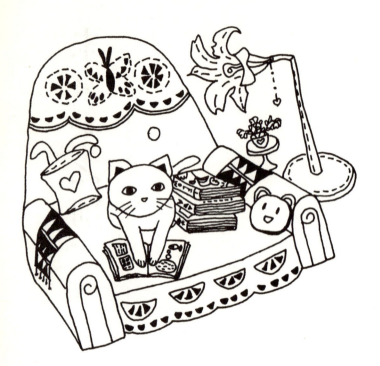

哭吧，宝贝

最近有关是否应当在宝宝哭的第一时间抱他、哄他的争论甚嚣尘上。传统的说法，自然是孩子一哭妈妈或其他照看的人就要当即做出反应的；只是前年或去年有位旅美华人妈妈的帖子在微博上大火了一把，依据她的理论，孩子一哭就抱只会令他更频繁的哭闹，相反，等他哭够了、倦了、止了再抱，孩子会觉得这是对于自己不哭的奖赏，于是，为了得到妈妈的爱抚，他就会自觉的不哭，是为"哭声免疫法"。

初看这篇博文时我也觉得挺有道理，作为一个没有丝毫育儿经验的人——女人，日常听得最多的就是已做了妈妈的前辈们谈论孩子夜哭如何磨人，如何令大人痛苦不堪，一想到未来这些熬夜的责任全在自己身上，我从心底里就倾向于同意她的观点。何况，这还是颠覆传统的观点——我们总渴望破除旧的，以显示自己如何比家里的婆婆妈妈们现代和进步，不是么？

而如今，我也是一位准妈妈了，再看这篇文章未免心里直犯嘀咕——这也太冷酷了吧？那么丁点大的婴儿，果真就有如此心计,懂得揣摩妈妈的情绪了?不论科学是什么,道理又在何方,我直觉它的主张同我作为一个母亲的本能相抵触!对于自己怀胎十月、历尽人间最大的痛楚分娩落地的宝贝,妈妈的爱是满溢的,他对这个人世间每一个最细微的反应都紧紧揪住妈妈的心,脐带虽已剪断,母子之间的纽带仍通过宇宙间的神秘力量牢牢维系。我倒不信,真有孩子在一旁号啕大哭,妈妈还能安然入睡的?不论他表达的是什么,不适、不安、恐惧、愤怒,他索求的都是关怀、抚慰、温暖以及最根本的——爱。让孩子在爱中成长,他的心灵才会润泽、丰满、灵动,充满了想象力和创造力,这是任何物质都给与不了的财富,是上帝赐予人类最公平的秉赋——每个妈妈甚至每个爸爸都本能地会爱,不论她和他是否念过大学、年薪几何、有没有考过CFA证书。既然如此,有什么理由要背弃自我本能,吝啬那一点点的付出,贪图那一点点无法令人心安的享受,让孩子痛苦甚至抱憾终身呢?

　　心存疑虑便拿出做论文的精神继续探索下去,果然,很容易便搜到另一种声音。已有学者指出,婴儿时期得不到及时、足够爱抚的孩子长大后会有缺乏安全感、性格冷漠甚至仇视世界等性格缺陷。好吧,另一个极端!非A即B的育儿观念教人头昏脑涨,网上唇枪舌剑好不激烈,然而都少了一些平直自然。我很难相信每个哭泣时没在第一时间被抱起的孩子长大后都会变成自闭症或者变态杀人狂。只是,我不无遗憾的回想起,由于妈妈生病及工作等原因,0到5岁由奶奶照顾的我,即是

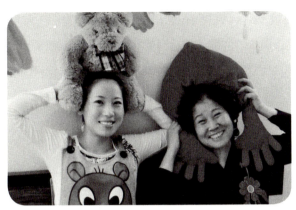

妈妈永远是女儿最温暖的停靠

一个很少能得到慰藉的孩子。奶奶的观点是:"让她哭一会儿,锻炼肺活量。"可惜我的肺活量一直到成年以后依旧徘徊在1900的低点,而我怕黑、怕独自在家,经常做噩梦的习惯却持续到了现在。记得妈妈没来照顾我时,有次老公临时出差两天,尚未显怀的我入夜迟迟不敢熄灯,心里没来由的不踏实,捧着肚子辗转反侧,终于在后半夜实在熬不住了才亮着灯睡去。我的胆小是否与婴儿期经受的"哭免法"抚育有关?再有一个朋友的宝贝出生刚一周就因黄疸住院,在离开妈妈两周以后回到家,整宿整宿的不睡,怕黑夜闹的程度俨然已经超过了正常婴儿。她亦怀疑自己的孩子在住院期间遭受了冷漠的忽略。诚然,研究这些个案是科学工作者的本分,然而身为人母,我们就能心存侥幸,任意忽视它们么?哪怕对我的孩子有千百万分之一可能性的微弱伤害,我都不要它发生。

相信我,你并不当真渴望一个安静的小孩。成人的世界或许足够聒噪,常令你烦不胜烦,但你依旧热爱、欣喜着你的孩子发出的任何一声啼哭或喊叫,那是多么纯真的发声,丝毫不作伪的,对宇宙间每一点一滴变化的细腻、动情的反馈——啊啊啊……啦啦啦……呜呜呜……哇哇哇……王菲那首歌的歌词怎么写的？"天上人间/如果真值得歌颂/也是因为有你/才会变得闹哄哄。"一切，只因有你。

宝贝，尽情地哭吧，妈妈在。

小名儿

　　似乎每个孩子都有小名儿。中国传统文化里，大名要响当当顶天立地，家长们在起名时无不考虑生辰八字，结合天时地利，传承家族志向，乃何等慎重的一件事！小名儿则没有这般严肃，往往带着许多戏谑的、玩笑的成分，亲切狎昵，更有老人言孩子须得有个够贱的小名儿方好养活，怕大名里寄托了太多恩泽福荫，折煞坏了他！《红楼梦》里的宝二爷，"宝玉"原是小名儿，贾家那样的钟鸣鼎食之家，连孩子的小名都宝啊玉的，自是与民间的"狗剩""狗蛋儿"之流不可同日而语。但老太太恐怕养不活，打小儿便嘱咐丫鬟婆子们"宝玉宝玉"地叫，什么尊卑忌讳都没了，只盼叫得多唤得勤便可长长久久留在人间。又或者叫什么"官"的，古时也多见，例如曹雪芹应该被唤作"芹官"，不知这"官"字何解，便是他日金榜题名、加官进爵的美好祝愿？

　　我没有特别的小名儿，名字里挑最末一个字，加上"儿"字，我就成了妈妈的"玉儿"——瞧，我也是玉儿，跟宝二爷原是一样的，这不就是"旧时王谢堂前燕，飞入寻常百姓家"了!"玉儿"叫了二十九年,认识老公三年来,他倒给我另起了不少小名儿:起初是"妞妞",后来是"牛牛"(预祝他自己的股票大涨之意);再来是"玉头"(讥刺我像芋头不易煮烂似的倔强)、"死玉"(他们大学一干哥们儿皆以名字前加一个"死"字称呼,如"死刚""死辉""死凯",有"死党"之意,也带着"你这个作死的"之类亲密的嗔骂);后面继续发明创造,又有了"小魔芋"(魔芋大抵是一种草本植物,磨成了粉做成魔芋豆腐,可以烧肉吃,四川有道名菜"魔芋烧鸭",很是美味——不知老公为啥叫我"魔芋"呢?是夸我也有柔软娇媚的时候,还是……嫌我胖?魔芋的口感可的确是肉嘟嘟的)。而在诸多小名儿中,我最爱的还是"玉宝"。每次听见老公唤我"玉宝",我的心里都暖腾腾的,就像猪八戒吃了人参果那么舒坦,而且每逢我情绪低落、提不起劲儿来的时候,我的傻老公还会在我跟前喊:"玉头宝贝,天下无敌!"——瞧他这乔痴扮呆!而我到了这会儿是果然被施了符咒,什么怨都不再起,再大的委屈也云淡风轻了。这真真是天底下第一兴

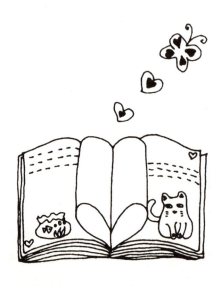

奋剂，我真心愿意被叫上几亿遍，被叫上一辈子。

所以，拥有如许多各式小名儿的我不禁苦恼，要给我们的儿子或女儿起个什么样甜美可人爱的小名儿呢？！

其实最先我们属意的是"豆豆"，因为他/她将来会姓胡，胡豆，多好！又好听又好吃。每年春季胡豆新下的时节，我们都托人在四川采买一些，连壳千里迢迢的运了来，一家人自己动手剥豆。剥出的豆子当夜就要全下锅煮熟，晾凉以后分小袋装好扎紧，搁进冰箱的冷冻层里。这样的胡豆可以存储长达半年之久，每次吃时取一小袋，化冻后放入热油里略翻炒，撒一把毛毛盐就得了，也可在起锅时丢一小撮切得细细的香葱。一盘这样清甜绵软的豆子，摆上桌就像把春风春日端到了堂前。

但豆豆究竟不在可选之列，因为有个关系亲近的朋友姓黄，他家的孩子已经叫了"黄豆豆"，我们就不乐意拾人牙慧了。不仅是"豆豆"，什么"嘟嘟""丁丁""毛毛""丑丑""乖乖""三三""小小""乐乐""笑笑""童童""囡囡""团团"，早被人叫了个遍，且还有许多好听的名字被猫猫狗狗们占了——没办法，谁让咱出生得太迟了呢？宝贝将来属马，倒是鲜有孩子叫"马马"——因为拗口呀！末了老公看书看到一个古字："駸"，音"亲"，意思是"马跑得很快的样子"。"駸駸"，稀罕是稀罕了，也容易上口，可我依然不喜——小孩子不要长得太快，也不好太聪明，就像小马驹不能跑得太快否则容易跌断腿是一个道理。我倒愿意我的孩子笨笨的是个诚恳憨厚的人。这个世界已然有那么多的不美不好，一颗七窍玲珑心岂不是要多受伤、多悲叹？苏轼也愿意儿子"慢半拍"。有诗为证：

人皆养子望聪明，
我被聪明误一生。
唯愿我儿愚且鲁，
无灾无难到公卿。

　　自命潇洒的东坡先生在望子成龙这件事情上到底是与世人一样的看不开，又贪心得很，既要儿子愚鲁（傻人有傻福），又要他平安，还望他有朝一日位高权重。我这个做母亲的还比他更不介怀。为公为卿视我儿个人造化，能够做个温和的好人，无灾无难到白首我就心满意足了。

　　想来想去，莫不如他/她也叫"玉宝"吧，玉儿的宝贝么。这边厢爸爸一喊："玉宝——"，那边厢一大一小两个声音抢答："哎——！"这画面我此际就迫不及待想看到呢。

琐碎之恶

最近听到一则关于我某位前任女性上司的消息，尽管孕中不宜多思，我仍是感慨良多，忍不住想起了学者崔卫平所写的一篇文章，题目叫做《琐碎之恶》。

什么是"琐碎之恶"？依据崔的解释，当一种恶呈现出较大的随机性和无因性，即作恶之人并没有明确的动机与特定的对象，仅仅是为作恶而作恶，这就是琐碎之恶了。崔在文中提及一个寓言故事，恰巧多年前，当我还是个小毛孩的时候，也曾在某部港剧中听女主角给男主角讲述过：发大水，一只青蛙背一只蝎子过河，蝎子明知如果蜇死青蛙自己也难逃一劫，但还是忍不住蜇了它。临死，青蛙不解的发问："为什么？"蝎子回答："我控制不住。"

对于这个世间的某些人来讲，这种"控制不住"的冲动就像人活着就得吃东西喝水一样，属于某种本能；而与吃东西、喝水这类关乎生命安全的本能又有着本质差别，它仅仅是源自于他们内心的一种匮乏——仿佛天生的缺少与周遭世界、实际上是与自己和谐相处的能力。他们将自

己安放下来的唯一办法就是对身边的人施以践踏和剥夺,你们都没有了容身之处,我便平安了。如同崔的阐释:

"他们无法懂得自己的生命和他人的生命是一个有机的整体,生命的过去、现在和将来是一个有机的整体,伤人终会伤己,危害长远终会祸及眼前。"

当有人告诉我这个前领导被举报的时候,我实际上是很费了一些脑子去猜想,她可以被人举报什么呢?她显然没有杀人放火奸淫掳掠。以她并不算高的职位,在一个民营企业里,也实在搞不出什么惊天动地的商业贿赂或贪污腐化案件。个人作风问题?很难想象一个身材臃肿、相貌平庸的中年女子能有几多风流多情。

诚然我从未掩饰过对她的讨厌。我觉得同她相处非常"硌"——北京人好用这个"硌"字,是小石子钻进鞋子里捣蛋的那种"硌"。它也许不会造成流血或骨折,但时间一长,不那么明显的刺痛亦会慢慢演化为难以忍受的折磨,也会令人烦躁不安甚至抑郁难舒。试想一下你经年累月穿着一双里面有颗小石子儿的鞋子站立、走路、爬坡、跑步!

我们便经年累月的忍受着这个女人的琐碎之恶。比如她总是在下属究竟是11点半还是12点去吃午餐这个问题上纠缠不休,事实上,那个时期公司的规定是弹性的,11点半到12点之间均可。为了让大家晚些去吃饭,她甚至故意在11点半以后临时召开一个完全不知所云的会议,讨论一个宏大而空洞的命题。这种刻薄是如此的没有来由、毫无根基,且并非针对某一个她讨厌的人,而是针对全体,这简直叫人完全无法理解。而她又偏爱迟到,得益于身为主管的"特权",十点以后跨进办公室是常态。于是我们只好认为她尚且不饿。可是别人的"饿"终究并不妨碍到她的"不饿",我们团队的工作也从未繁重到需要我们忘食的地步。如此说来依旧无解,我只能想象她是乐于见到他人的不悦乃至痛苦。

再如,她很讨厌下属请病假,当你告诉她,你因为这样那样的症状需要去看医生的时候,她绝不会马上给你一个肯定或否定的答复,而是黏着你喋喋不休:"哎哟,你胃痛啊?是不是昨天吃多了呀?我跟你说这没啥的,喝点热水就好了,我有一次胃才痛呢,那个痛法,哎呀……对了,我给你介绍一个中医哦,他是谁谁谁(某个高不可攀的大人物)的御用医师,他的号可难挂了,而且要400块钱一次。他说我早衰呢,你看我这一心扑在工作上,为了你们把自己都熬坏了……"等她讲完自己"上次的、上上次的、再上上次带病坚持工作"的可歌可泣的经历,半个钟头已经过去了。看着你眼巴巴渴求准允的眼神,她会叹一口气,幽幽的补充道:"你说我给不给你准假呢,大领导刚才强调了考勤问题,离岗一个小时都应该亲自去向他老人家请假,我要是帮你,我好为难……"——自然她最后还是会准的,这毕竟是多小、多普通的一件事呵!只是她会充分享受你的恳求、你的焦灼、你的卑躬屈膝,甚至你的愤怒(无论是说出口的抑或压在心底的),她寻找自身存在感的方式正在于刺痛他人。而这又是一道权力的大餐(拥有权力其实是她更大的不幸),她高高在上慢条斯理的享用,以你所散发的负能量来喂养自己心底那头永不知足的怪兽。就像《千与千寻》里那只无脸怪一样,由于找不到自己在这个世间的位置,他只好不断吞噬伸手够得着的一切,以为这样可令自己充实有分量,可树立威信,得到尊敬与仆从;然而实际上人们却愈发视他为异端,于解决他的困惑根本无补。

这个女人轻视别人的生命,以伤害他们为乐。她更忽视自己的。她完全无法找到一条与本真的自己对话的通路。由于不愿接纳生命中必然的缺陷与限制,她只好把那个想象中的完美的自己当作是真实的,而把真实的自己丢进黑暗的角落,任其枯萎、腐烂、变态。她曾说过一句令我印象十分深刻的话:"每个人都认为自己死后能进天堂。"在她假想的天国里,她就是正义慈悲的天使本身,而非需要赎罪的人类。

更为可怕的是,她恰好还是个绝顶聪明的人。她善于设下陷阱,诱惑你的欲望,猎捕你的善良。人们从她手里得到一些原本就属于自己的东西,却要为此付出人性的代价。比如不诚实的称赞她,顺着她的心意恶毒的咒骂她讨厌的人;又或者告同事的密,令她掌握再去诱惑猎捕他人的筹码;再有为她所参与其中的人事斗争出谋划策(最终后果当然要伤害到其他人);以及在工作中弄虚作假、践踏集体利益等。看到人们在胁迫和利诱中出卖自己,将自己的人性"主动"降低到与她一致甚至比她更低矮的层次,是最令她开心的事,她由是得到更多恶的力量与理由:"看,你们和我是一样的。"但她忽略了一个重要事实,即当环境发生改变,公平正义有可能成为日常生活的主要前提时——哪怕只有一丝可能性,曾被胁迫的人性就会瞅准机会自我修复与反击。她自以为捏住了别人的尾巴,可以尽情戏耍,殊不知她的力量仅仅局限于一个封闭的、狭窄的空间之内,甚至在这样一个密不透风的环境里,也还是有勇敢坚定的人在默默捍卫着自己人性中更高尚的部分,在做一些她看来毫无意义,甚至傻里傻气的事,在向自己的生命注入意义。

如果说遭遇这种琐碎之恶对我而言有什么积极影响的话,那就是令我决定了未来对孩子的教育核心:不必琴棋书画,不必诗词歌赋;不求他成为乔布斯或者比尔盖茨。若他清楚地懂得爱、自省和包容的力量,养成尊重与感恩的习惯,能够恰如其分的安放自己的灵魂——如此,我就堪称一个称职的母亲了。

输在起跑线上

今天忽然想起曾在旧博客上发表过一番对于孩子教育问题的感想,当时颇有先见的料到有朝一日我必回头查找,特地把文章标题写得十分醒目——果不其然,一找一个准儿。2011年8月2日,也即恰好两年前,肚子里一点影儿都没有的年轻人这样写道:

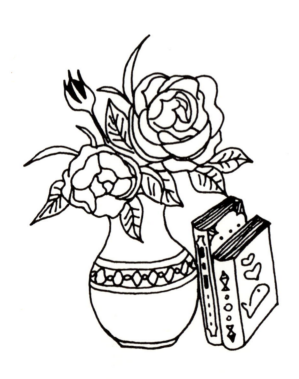

"随手翻阅航空杂志,一部话剧信息:《三人行不行》。不过我要说的不是它,而是后一页所附对其编剧李国修的专访。一个在台湾戏剧界颇有建树的人。提及对儿女的教育(忘了怎么从话剧转到这个话题),他说:我的孩子要'输在起跑线上'。他不必学奥数英语（原话记不清了，意会）。我对他的要求只有三点：第一，拥有想象力。第二，拥有对生命的幽默感。第三，懂得怎样去爱，能够被生命所感动。

读到这里，我的感觉是：茫茫宇宙遇知音！他道出了我想说、但无法归纳得如此简洁而全面的话。我一再对我身边的朋友长辈表达这层意思，得到的反应皆是：'看着吧，你以后真当了娘就是另一种恨铁不成钢的态度了……' well，那我今天就记在这里，咱走着瞧。我的孩子，我势必就照着上述三点标准办。虎妈们致力于培养精英，我则将致力于教出一个平凡快乐的好人。（一个或两个:p）"

如此教育

　　周末看了一部根据真实事件改编的灾难片，讲一个美国家庭在泰国经历海啸的生死体验。老公一直在旁边劝阻："算啦，血淋淋的片子，孕妇不能看的。"但我坚持看了下去（平常我的确特别胆小，一丁点残酷都不忍直视）。孕妇不能害怕见血。谁说生产的过程不是一命赌一命的大冒险？即便有现代医学的帮忙，麻药打在腰部，可不是打在心上、头脑上，生孩子的女人首先就要勇敢。

　　看着看着，令我震撼的一幕出现了，当片中的妈妈虚弱的躺在脏兮兮、闹哄哄、以现代文明的眼光看过去简直是一派原始的医院里，咯血咯得浑身都是，她在神志清醒的片刻却这样对十三四岁的儿子讲："你瞧，卢卡斯，这里每个人都很忙，你应该可以做一些事，你可以帮上忙。"于是，卢卡斯想到一个好主意来利用他能跑能跳的腿：为失散了亲人的伤者传递消息、取得联络。

　　天呐！我毫不掩饰我的诧异与钦敬！在这种刚刚逃过鬼门关、惊魂甫定的时刻，自己又带着一身尚未得到有效救治的伤痛，连脸上的血污都来不及擦干净，这位母亲想要的却不是身边唯一的亲人的陪伴安抚,而是想给自己的孩子一个长大成人的机会,一次磨练与考验,一次独立思考、行动并且发挥自己的才智帮助他人从而获得自信的契机。可想而知这个孩子平时受到的是怎样的教育,也正因如此,他才能够一路帮扶受伤的母亲走过那条生死之间的钢索,抵达安全地带。

我闭上眼睛都能想象得到换作一个中国妈妈会怎样对待孩子,一定是拼尽最后一点力气,牢牢拽住他的手,千叮咛万嘱咐:"绝对不要乱跑!留在妈妈身边。一步,不,半步也不许离开!"而孩子呢?则会吓得瑟瑟发抖,像掉落陷阱的幼兽一样绝望的嚎哭,不,早已用完了嚎哭的劲儿,只剩断断续续的抽噎了。他在这场灾难中得到的只有恐惧,这恐惧的阴影会跟着他回到家园,伴随他很长、很长一段时间甚至终生。

你想要孩子成为一个什么样的人,首先自己要做这样一个人。只有勇敢坚强的母亲,才能培养出乐观无畏的孩子。这不是遗传,但这可以继承。

无独有偶,在朋友送的一本龙应台的散文集《孩子,你慢慢来》当中,我也读到了许多与我身边的母亲很不一样的教育理念——准确的说,不是施教,而是辅导。辅乃辅助,导乃导向,路是孩子自己的,母亲不能命令、不能规定,只是指出一个方向,在他刚刚上路、重心不稳的时候伸出一只可以暂时搭一把的手。

例如,小学一年级的儿子想要自己去游戏场。尽管游戏场离家也就400米,可是妈妈眼前依旧闪过各种不确定性与风险因素:"性变态的怪叔叔,亡命之徒,主人没看好的狗,夏天的虎头蜂……"然而妈妈是这样决定的,她"单脚跪在安安面前,这样两个人的眼睛就可以平视了"。妈妈握着孩子的手,慢慢地说:

"你知道你只能走后面那条人行步道?"

"你知道你不可以跟陌生人去任何地方?"

小男孩表示他知道,并且还补充道:"他有糖我也不去。"

"如果他说要带你去看兔子呢?"当妈的总是比旁人加倍清楚自己孩子的软肋所在,她不得不提前加以防范。

在得到了儿子的再三保证后,妈妈欣然同意了孩子关于自由的请求。

……

"从此,安安就像一个云游四海、天涯飘荡的水手,一回家就报告他历险的过程:游戏场边有一大片草原……草原上一棵不知名的枯树……树丛里则有野兔……秋千旁边那棵树,结满了绿色的豆豆……"

在这一小段故事中,我深受感动的是妈妈在对孩子讲话时平等的态度,她首先做的是蹲下,令孩子可以平视自己的眼睛,这一细节太重要了。瞧,我不是居高临下,我没有发号施令,我只是以过来人的身份同你探讨——归根结底,决定权虽在我手中,但我会有充裕的说服你的理由并真正付出努力去说服你,同样,你也可以寻找充裕的理由来说服我。我,不是一个专制君主,我是比你更有经验的、爱你懂你的妈妈。并且这也不是一个大大咧咧瞎大胆的妈妈,她不会不经过评估就让孩子去冒险,她知道什么对孩子来说具有诱惑力:糖果、兔子,她首先排除掉这些风险因子,所以,她的决定是审慎的。

我很喜欢这样的态度。就像老公那天突发奇想的问我:"以后你有了孩子,是不是就只爱他/她,不爱我了?"哈哈,我大笑。故意不答,由他去猜、去患得患失。

怎么会呢?我心里十分清楚,能陪伴我共度此生的人只有你,最终只有你。孩子,我们只负责把他们带到这个世界上,他们终将离我们而去。他们的路要自己走,他们的人生等待他们自己去涂抹上斑斓的色彩,我们不过是牵着他们稚嫩的小手,带领他们一小段罢了,好小的一段呢。有首歌这样唱的:"要拥有必先懂失去怎接受。"同理,要牵手,就应该早知道如何快乐的放手。

从垃圾分类说开去

最近迷上了中央二台每晚七点左右开播的《消费主张》节目。该名字很有问题，因为在我看来，它分明就是一款旅游美食节目嘛，哪有什么主张，全是推介好不好？走遍祖国大好河山的犄角旮旯，挖掘传统民俗文化（以美食为主）——很好的推介，没有主张也并不丢人。

中央台看多了，发现不知从何时起，荧屏上多了许多公益广告。这绝对是好事！比如垃圾分类的公益广告，先后有明星版，主演依稀记得是陈坤与周迅，旨在宣传垃圾分类的必要性，落脚在"要去做"；大众版，旨在教育大家诸如"带油污的纸巾不能回收，应该算作厨余垃圾"，有一点落脚在"如何做"的意思上，太少的一点点。兴许还有别的版本，我未曾留意。再如保护长江江豚的广告，我看过的就至少有三版：最动人的是卡通版，有较强的故事性，片中小江豚的配音非常煽情，"我爱长江，我想妈妈"，第一次看的时候我竟然不提防就湿了眼眶。其次是一只江豚在江中畅游的画面，一旁配上字幕"保护江豚"云云，空洞了许多。最后一版是"玻璃好男人"濮存昕，睁着一双诚挚的大眼睛，用标准话剧腔呼吁大家："保护江豚，刻不容缓"——这是最苍白的一版了。此外还有很多，倡导低碳出行的，节约用纸用电的，常回家看看的，可以说涵盖了当今都市生活的方方面面。

看到央视投入了如许时间和金钱用于制作公益广告，一则以喜，一则以悲。喜的是，社会主流价值观（如果央视能代表的话）更理性也更人性了，至少我们听到了和挣钱挣钱挣钱不一样的声音；悲的是，许多最基本的国民素质，或者说地球人原本都应当这么做的最基本的认识和观念，仍然仅仅处于提倡阶段——何时才能变为自觉呢？

喜过悲过，更多的疑问来了。就说垃圾分类好了，我家小区里也设置了分类垃圾桶，三个一组，分别为："厨余""可回收"与"其他"，可依我看形式大于内容，至少有三个现实问题导致真正的分类无法实现：其一，尽管宣传做了不少，但到底什么玩意可回收，什么不可回收，迄今没几个人当真分得清楚。指望一闪而过的电视广告？垃圾桶上暧昧不清的图画？为什么不干脆在垃圾桶上印刷指示、说明一类的东西，用几个斗大的汉字把问题彻底说清楚呢？其二，居民家中的垃圾都未曾分类，楼下的分类如何保证？谁家都跟那广告中似的，诺大的客厅与厨房，摆上几个硕大的分门别类的垃圾桶？我看大多数家庭都和我家一样，不过是厨房客厅各有一个小桶，里头套一层塑料袋，勉强能分清"厨房垃圾"与"客厅垃圾"罢了，且不说很多时候还是走到哪顺手丢到哪。真要把这事儿干实在了，政府就应当制作标准化的家庭用分类垃圾桶，免费发放给民众,从每个家庭做起,从丢垃圾的第一步做起。其三,小区里每晚八点有专人骑着三轮车收垃圾,正好与我这个孕妈散步的时间一致,我看得真真的,从各个分类垃圾桶里倒出的垃圾到了小车上又混为一谈,挨挨挤挤好不亲热——我就不明白了,既然终点是混同,过程中的分类有哪怕一丁点的意义么?而终点是由谁来控制呢?总之,不是热情参与垃圾分类的小老百姓们。

从垃圾分类说开去,保护江豚的公益宣传也同样有点"虚"。是,我被打动了,我也有了意识,但是怎么做?归根结底你想要我做点什么?我没有捕捞、滥杀江豚啊,我也没有开一间工厂,把工业废水直接排进长江里,那么这事儿跟我还有关系么?也许,保护江豚一类的野生动物,可以从管住我们贪婪的嘴开始?不吃、不买野生动物食品、制品可以是身体力行的第一步?也许,我们每个人的日常生活习惯都在间接污染着大江大河,可是我们这些普罗大众不是化学家、生物学家、环保学家,我们不懂得如何改进自己的言行,从而为环保出力。专家们,能否请你们不要着急上网拍砖和在镜头前批判,教教我们如何做,行么?

公益宣传不同于美食节目,后者只需要娱乐性与观赏性,至于观众看完节目以后到底要不要去吃、去玩,那不是这个节目所关心的问题。与之正好相反,公益宣传的根本目的和出发点恰好是为了实践,没有落脚点、没有实践性的公益倡导对于解决问题没有任何意义,就是一堆空泛的道德口号,是政府、公益组织、明星、老百姓上下齐娱乐的一款形式主义游戏，起初或许还能唤起民众的好奇心与参与热情，时间一长，势必只剩下提倡者的疲劳同参与者的麻木。届时，恐怕国民素质问题又将成为某些人口水的靶心了吧？

我很是苦恼，将来我家的小朋友听过宣传以后问我，"妈妈，'养乐多'的瓶子属于可回收还是不可回收垃圾"，我该上哪找答案？又或者，小朋友看完电视以后兴致勃勃地对我说，"妈妈妈妈，这个周末，咱们一家去保护江豚吧"，我又该如何回应？而我更苦恼的是：我想问、想评说、想投诉、想建议，终归也只能在自己的博客上写一则短文而已；政府还会继续提倡，媒体继续批评，国民继续"低素质"，而我，和千千万万的妈妈一样，继续不知道将来如何面对天真烂漫、说什么他就信什么的孩子。

拿什么保护你，我的孩子

近年来充斥着报章、网络、微信、微博的关于妇女儿童受害受辱的负面消息太多，以致无人敢于细想——微一寻思，妈妈和准妈妈们背脊骨便感到一阵阵寒凉。

先是有各类人贩子抢孩子、抢妈妈的高超伎俩被曝光。注意，不是拐不是骗，是明抢——有在菜市上伪装成孩子他爹制造出两口子打架效果、俟机打了妈妈、抱走孩子的（也有干脆连妈妈一并抢走的）；有火车上的祖孙俩，搭讪帮忙，了解到你家宝贝的姓名、年龄、籍贯，乃至每天喝多少奶、出门溜几次弯儿等细节，到站后以帮你抱孩子为由直接掳走孩子的。最可怕的是，旁边小朋友也会帮忙说，"阿姨，谢谢你帮我抱弟弟/妹妹，我们到了，请把我弟弟/妹妹还给我"。且不论真假，若是真实案件已然叫人心惊肉跳；若是编造的，单看这份缜密的案情设计也够令你毛骨悚然的！再揣摩其编造和传播的用心，可不是教人犯罪么？今日不真，明日也会成了真！

再有各地频传的幼儿园老师虐童事件，不给饭吃、臭揍一顿算是轻的，更有撕裂小朋友耳朵的、逼小朋友吃屎、喝尿的，想想这样歹毒的心肠竟然也为人师表了，中国的师范教育究竟是何其低劣？还是说教育仍是好的，只是考核的时候放水太多，以致鱼龙混杂、泥沙俱下？更不用提小学校长带孩子开房、教师猥亵学生等等令人发指的恶行，况且并非个案，而是东一出，西一起，简直是"你方唱罢我登场"，俨然就没完没了了！一直到北京大兴与河南前后脚出现的摔婴案，一死一伤，将这一切犯罪推向高潮——我不禁想问：这还是"老吾老以及人之老，幼吾幼以及人之幼"的华夏礼仪之邦吗？

前儿散步的时候，我抚着日渐隆起的小腹突然心血来潮：莫若产后去学个跆拳道吧？不然以我的弱柳之质，他日如何保护我的孩子呢？可这竟是弱国小民的幼稚想头，一个几千年的文明古国、一个如日中兴的鼎盛强国，倘要每个妈妈都练成了"叶问"才可安心带孩子出门逛去，这岂非笑话？

而这就只是个笑话，我倒并不认为这就是社会的、人心的真相。千年以降，没人说得清人性到底本善抑或本恶，但我相信人人都追求自由、舒适与快乐，就像动物总是趋利避害，这是本性。很明显的常识是，如果别人家的孩子是可任意凌辱、伤害的，那同理，我的孩子在他人眼中亦然，全社会的共识果然到了这个份儿上，以将我的孩子暴露在野兽出没的暴力丛林里为代价去任意侵害别人家的孩子，这有意思么？这只能是理性被蒙蔽后的蒙昧认知。被什么蒙蔽呢？兴许是这个社会对权力、金钱的畸形的尊重，其潜台词是对人的畸形的不尊重。这种"不尊

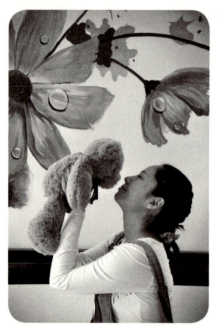

孩子,你慢慢来

重"蔚然成风,以致我们居然忘记了,我们生活在山洞里的老祖先是依靠齐心协力、互帮互助互爱战胜狂野大自然以繁衍生息的。"老人之老""幼人之幼"本不是道德口号,是生存的内在要求,是自利他利的完美选择。因此,讲什么道理,做什么教化,只需擦亮那些个被猪油蒙了的心,敲醒那些个因为吃得太饱以致供氧不足昏昏沉沉的脑袋——制度建设固然离普通老百姓远了一些,但价值的澄清与观念的传递却非人人努力不可。别急着愤怒,要少些愤怒,虽然愤怒是这般容易、过瘾,看起来又如此正义得教人心安,然而为了我们的下一代、为了一个你我共享的更好的世界,我们需要更多理性的以身作则的行动——当你抱怨产科诊室门口的座位长时间被男士霸占,可曾想过,地铁上,你也曾着急忙慌的为自家先生占座,完全无视远处站着一个白发苍苍的老者?

从我做起,以行动说话,己所愿者施于人。聚沙成塔的力量是惊人的,理性之光的力量也是惊人的,何况还有人性呢?

孕中饕餮记

——中国文化中衣食皆有大义,而又以食为甚。民以食为大,对于一个准妈妈而言,"吃"这回事关系的不仅仅是腹中宝宝的健康,更是妈妈的心情以及她在"胃口艰难"的日子里自强不息、自娱自乐的达观与潇洒。我相信,这种热爱生活的态度是会通过血脉遗传给宝贝的。

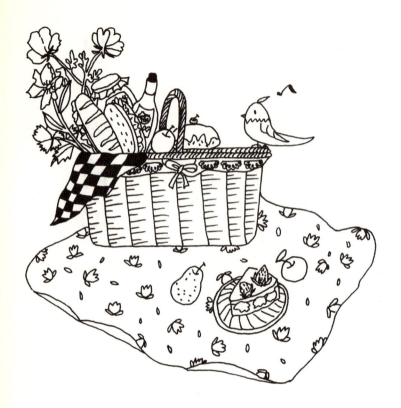

寂寞的"孕胃"

"孕胃"是我自己生造的词,谐音"韵味",意指"怀孕后的胃"。怀孕后的胃着实令我痛苦,这个原本就娇弱的小器官现在更是变得一丁点欲望跟活力都没有,倦怠而又敏感,脾气怪戾得仿佛刚跟宝哥哥怄了气的林妹妹。

其实早在疑似怀孕的时期,我的胃口是大好的,兴许是心理作用,总觉得饿,总想多吃以显示自己真真有了"孕情",那种满怀憧憬大口咀嚼的香甜真是教人怀念。而在确认怀孕之后,也大抵出于心理作用,立刻就对吃这件事情百般挑剔起来,凡百书上教导、老妈经验对孕妇有利的食物菜肴一概意兴阑珊,非常叛逆的就想大啖四川麻辣火锅、肥肠米线、烧烤加冰冻啤酒……总之,全部是孕妇绝对应当忌口的生猛鲜辣刺激食品。水果倒还好,基本都能吃得下。在炎炎夏日,哪怕是常温的,但多汁、爽口的樱桃、葡萄、哈密瓜、香梨,心里发闷的时候咬一口,甜中带酸或酸中回甜,给我目前"能淡出个鸟来"的孕胃带来一丝慰藉,心情也仿佛清爽起来。至于传说中准妈妈应当多吃的香蕉,我就不感冒,不是嫌它甜,而是口感太过绵软且干涩,我现在是非脆爽多汁不爱的。此外还有一桩,即我平时就很爱看湖南卫视每周五的综艺节目"天天向上",以前也还罢了,这几周每每看到播出间隙汪涵代言的那款方便面广告——"这酸爽"!天,我一听就口水连连,没出息到极致……可这终究只能是望梅止渴、画饼充饥,再怎么任性我也不得不承认,方便面这玩意浑身上下没一处营养,不外是很久不吃格外想念,闻起来总是很香、吃起来却不断失望的一款经典垃圾。

没胃口还是小事,平常我的胃口也颇"懒惰",鲜有食欲大动的时候,敏感恶心才是大痛苦。随便一丁点油烟味就能令我无比不爽,皱眉、捂鼻,外加快快的干呕一下,系列动作一气呵成。于是,每天中午在食堂都会上演一幕明明肚子饿却吃不下,明明是想要做"吃"这个动作,想把食物往嘴里送,想咀嚼、吞咽,却总是变成"由内而外"的反过程的孕妇进食大作战!而且,当着同事们的面就吐了出来,多不好意思啊,多影响同桌人的胃口,我怎能处之泰然呢?渐渐的,我的午餐沦落为主食加主食的套餐,例如,一截玉米配一个馒头,一块发糕加两口小米粥,总之就是炒菜、烧菜之类的一概禁绝——不仅吃不下,而且闻不得,那股闻之令人发指的、廉价大食堂特有的菜味哟!

饿呀!每天下午都很饿。于是我的下午茶自然就丰盛了起来,包括:一点酸酸甜甜的水果,几根同事老婆推荐的、台湾产的糙米卷(碳水化合物类零食),一个生核桃,两颗干红枣,有时候加班,还得再冲一袋黑芝麻糊。听着还不错不是?可是,天天老三样,又尽都不符合我的重口味,没吃两周也就腻得紧,不过是完成任务般往嘴里送罢了,实无乐趣可言。真想来一碗热气腾腾的酸辣粉啊,再加两节切洗得恰到好处,有一丝似有若无的腥臊味儿却又回味带甜的猪大肠!咬一口既软且韧的肥肠,吸一口溜溜的粉丝,喝一口酸辣香鲜的汤汁——我的妈!每天下午,肚子里空空如也,对着电脑发愣的我总是如此美美地幻想。大家总说"酸儿辣女",可我是道地的四川人呐,自小嗜酸又嗜辣,莫非肚子里是一对龙凤胎?怒赞!

可惜,幻想总是很丰满,现实总是很骨感。在寂寞了三四周之后,我找到了一个更高文化层次的办法来熨贴我那受苦的孕胃——把之前随手买的美食评论类书籍翻出来看了个遍。一面口水淋漓大呼不过瘾,一面我还真就受到了启发,我忽然意识到有一样一直被我忽略的东洋美食或许将成为我的救星:寿司!顶着甜虾和三文鱼片,蘸上甜酱油和绿芥末的すし!噢,还有外面一层薄薄脆脆的海苔。啧啧,至少,在此刻我想来,它们是兼具甜、辣、咸、鲜,会令我胃口大开的健康美食。

我来了!帝都的日式料理店!

精致烤鸭的乞丐吃法

终是没有去吃鱼生和寿司。各位朋友现身说法,告诉我中国式生鱼、生肉有很多细菌,常人倒也罢了,孕妇恐怕拉肚子是很危险的;而远在瑞典的姐妹又发邮件讲,三文鱼汞含量超标,甚至在瑞典都引起了恐慌——天,我还以为只有中国才有重金属污染这回事呢!看来有时候一味的崇洋媚外果然是没有道理的。

突然就兴了念头去吃烤鸭,在过去可是从来对这类油腻腻的肉食不感冒的。我此生其实跟烤鸭很有缘。在我十一二岁的时候,在家乡成都,老爸曾经经营过一家烤鸭店。我记得那会儿最令自己开心的事情,就是放学回到店里,一手抓起一只卤鸭脚,一手拿一瓶黑加仑汽水,一口甜饮料就一口咸鲜香辣的鸭掌,那是一种冒着气泡的、富足的快乐。不过我们家的烤鸭并不是北京烤鸭的做法,而是粤式的蟠龙烤鸭。首先要熬制一大锅材料放得十足的卤水,里头包含了棒骨、鲫鱼、土鸡外加肉桂、香叶、花椒等十几种香料,烤好的鸭子连骨切成块(而不是片成无骨的肉)泡在卤水里吃,完了再用愈发香喷喷的卤水涮莴笋、金针菇、藕片、土豆、豆芽等小菜。成都人管这样吃法叫做"冒菜"。每逢吃冒菜的日子，我家平常只吃一碗饭的人毫无悬念的一概能吞下两碗！每逢中秋节烤鸭都会大卖，记得高峰时一天卖过300多只呢！通常提前几天我就会去店里帮忙，把三个食品袋套在一起，把提手部分搓成一股，做成一支三合一的可以提卤水的袋子，便于中秋那天以最快的速度打包外卖，减少排队等候。小朋友对于此类参与度高、成就感又极强的"技术活儿"乐此不疲，干起来愉快得不得了，我甚至想每天都到烤鸭店打工，不用去上学就好了。

后来我自然没能如愿以偿的变成"烤鸭妹"，我家的店子不知什么时候、什么原因就结束了，而从那以后我也再没吃过有卤水的烤鸭，倒是北京烤鸭以一种君临城下的高傲姿态入侵蜀中，成都人竟也能接受甜面酱和大葱了。

而这次选择"大董"，真心不为了奢侈一把，而是想要一个相对较好的就餐环境——地上不会滑腻腻，房间里不要飘着若有似无的烟火气，闺蜜们聊天说说私房话儿不用扯破喉咙，也不必大太阳底下焦灼的寻找停车位。在以上几点都满足的前提下，如果说烤鸭算得中规中矩，那么一道"樱桃鹅肝"就是惊喜了。事先在网上看过网友推荐，等菜品端上桌的时候还是感叹其精致（当然性价比也很"精致"），鹅肝被做成了鲜红欲滴的樱桃状，它们伪装得如此高明以致货真价实的樱桃摆在一旁反显得黯淡无光——也可能这个季节樱桃已经下市的缘故，店家勉强找几颗来凑数，品质只能原谅了。"伪樱桃"夹起来的触感可形容为"吹弹可破"，放进嘴里可谓"入口即化"，我这只"土鳖"这辈子吃过的鹅肝屈指可数，不过我敢打赌，"大董"这道鹅肝绝对当得起"丰腴肥美"，回味且有一点讨喜的、淡淡的甜。

鸭子自然是主菜，事实上，也是主食。而在我这个孕妇眼里，烤鸭的三种吃法就跟孔乙己的"茴香豆的四种写法"一样迂腐不堪。我迫不及待的向服务生要来一只连皮带骨的整鸭腿，拿出洪老帮主吃叫化鸡的劲头，甩开膀子左右开弓的啃了起来。间或有没嘬手指我忘了，最后肯定有心满意足的剔牙（至于饱嗝，是偷偷打在肚子里了）！原想我吃一只，给友人留一只，美食当前哪里还记得，不管三七二十一独占了两只鸭腿，闺蜜只好幽幽地讲："永远不要和孕妇抢食呵……"

除了如此大快朵颐，鸭皮蘸白糖也是亮点，烤得又脆又干的鸭皮想来应该很腻了，不知为何，裹上白糖以后反而不觉得甜腻，倒是清爽了，吃一口夹肉的荷叶饼卷，搭一口白糖鸭皮，后者中和了前者的荤腥感，带来奇妙的味觉平衡。至于"大董"创新的蒜泥蘸酱我没有多试，只在最末吃了一点点，疑似也是非常好味的。

这辈子能够如此心安理得的祭奠我的"五脏庙"，连没有丝毫内疚或不安，估计也只有怀孕的时候了，因宝之名，我还会有几多放纵？

肉足面饱，买完单，得到了店家的馈赠：一盘卖相极好的冰镇荔枝，外加一人一杯的绿豆冰霜。这两样甜品原本用来爽口是何等体贴,可惜孕妇不能吃荔枝,也不能吃冰,只好悻悻然喝了一口白水,作为本次饕餮的完美休止符。

西贡在北京

怀孕倒了胃口以来,我就一直想吃西菜——真是疯了,莫非我肚子里这个货真价实的中华宝宝乃从大洋彼岸转世而来?幸得是在北京,理论上什么都能吃到,只是好些价格也颇为不菲。于是,"找吃"成了比"吃"更重要的环节。发现某处口碑不错、价廉物美的"胜地",约上一二友人按图索骥前去试菜,品评一番,回味一番,浮生半日间已经意趣盎然,倒比最后吃了什么、吃得好不好更贴近醉翁之意。

"西贡在巴黎"就是这样一家店。单听店名就蛮有意思的不是?西贡在越南,偏说它在巴黎,而况分明是两个城市,哪里来的从属关系呢?没有逻辑之中隐含着历史的逻辑,因为众所周知,越南曾是法国的殖民地。于我而言,对法属越南全部的印象只来自于杜拉斯的《情人》:"与你那时的面貌相比,我更爱你现在备受摧残的面容。"对这句话的回忆足够勾起我去探店的兴致。

骄阳似火的正午时分,躲在大树荫下的小小店招很容易就被车上的我们给忽略了,掉头回来便多了好些柳暗花明又一村的乐趣。又因是工作日的中午，顾客很少，除我们便只有一对"老外"，原本拥挤的店面于是显得处处爽利，店内外的明暗温度对比也令人惬意自在。朋友是"大胃"，很敞亮地点了例汤、西贡沙拉、柠檬黄油汁烤鱼、芒果鸭胸、越南牛肉汤米粉以及作为甜点的一道可丽饼！酒水方面，由于我什么凉的也不能喝，只好眼睁睁看着她点了含酒精的薄荷冰饮——事实上，我还是抑制不住偷偷在她杯子里抿了一口，果然非常nice，夏天搭配肉菜的绝佳饮料就是甜味的酒精，清新沁脾，又绝不会让女士有任何太过浓烈的担忧。而酒这种东西就是要偷着喝才更有意趣，更得它暧昧刺激的三昧，如女人的出色正在于良家之外再多一些不甚危险的风情。

我当然不指望能够吃到正宗的法餐或越餐，而如果期望是B，最后得到了一个B-，内心的舒适度还是很适中的，依我看这也算知足常乐的一种吧。

得分项是险些连个正经名字都没有的例汤。绝对不是寻常西餐里的奶油蘑菇汤，也跟罗宋汤一类的重口味不沾边，但能吃出里头有蘑菇、洋葱以及胡萝卜的碎粒，碎到只会从你舌尖滑过、却不会被你的牙齿碰巧咬住，令原本稀薄的汤水刹时间变得层次丰富，极有内涵。淡淡的奶油香气被热力一逼，直钻进人鼻孔，悠悠无尽。一口喝下去，真想立即起身到后厨偷师。

要减分的部分，最最失望是那道沙拉，一堆青菜叶上平铺了一个荷包蛋，没有沙拉酱也没有橄榄油，甚至没有滴上两滴苹果醋！从幼儿园起我就不爱吃不爱吃不爱吃青菜……可是朋友认为这样吃法很健康，理应强迫自己多吃一点，于是我眼看着她风卷残云般把没有味道的菜叶吃了个精光——只是"理应"，并非"真爱"。虽然她的理性我着实佩服，然而吃东西始终是件超级感性的事，只有"爱不爱"，没有"该不该"。为了"应该"而食，那是尚未识得人间百味的婴儿，只粮食、蔬菜、水果、瘦肉、鸡蛋等一股脑白水煮了，打成糊糊，蒙昧本能地吃下去。既如此，我们冒着酷暑大老远寻寻觅觅而来又所谓何事？

至于其他，芒果鸭胸从图片上看应当有新鲜的芒果作为配菜，而此时也正当季，实际上却只用了芒果汁代替；烤鱼用的是柠檬黄油汁，可惜汁水又太淡薄，全然没有柠檬与黄油的香气，只是口感微酸酷似柠檬——于是，尽管鸭肉跟鱼肉都很细嫩，吹毛求疵的孕妇仍旧敏锐地发现了它们的致命缺陷，统统扣分。

所幸最最"越南"的一道牛肉汤米粉其实是好好味的，尤其我大爱一切作为配菜的豆芽——无论是麻辣烫里的，水煮鱼里的，油泼面里的，小时候吃的火锅粉里的……不一定要辣，但一定要鲜，嫩豆芽吸收了多料的汤汁，脆爽而温柔。然而怪就怪我最近刚读到一个正宗"吃货"描写自己在巴黎Tolbiac地铁站附近吃到的越南河粉的桥段，描述如下："首先要有一锅熬得鲜到没话讲的烫牛肉汤，然后要有一盆鲜红欲滴的生牛肉，还要有一小碟够劲够辣的红辣椒和半个清香扑鼻的青柠檬，最后就是一蓬以豆芽为主打的新鲜生蔬。汤河粉一来，这些东西就统统地扔将下去，青柠檬汁挤将下去，牛肉烫一烫捞起来马上

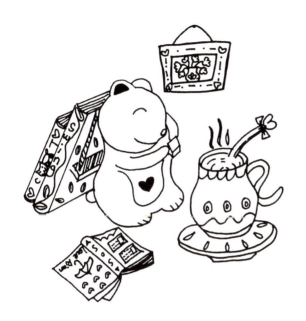

吃,河粉和豆芽要就着汤稀里呼噜地喝……"(殳俏《元气糖》)啧啧,听起来像是云南过桥米线的吃法?于是,当一碗中规中矩的中式牛肉米粉端上桌来的时候,我迅速在脑海里检索出上述文字,理想与现实的反差不免令我叹气,谁让我这是在北京而非巴黎呢?

一个在瑞典的密友近日去柏林玩了一趟,回来对我盛赞德国的男生,其中用到一个词——"authentic"。我大惑,什么意思?真实的?她极其精炼的答曰:"不装。"实在是太形象了!"装"绝对不是现代人的发明(虽然后面跟上字母B貌似是最近几年才时兴的词儿),老祖宗的歇后语就有一条:猪鼻子插葱——装象!我们都习惯了按照社会主流价值观去伪装自己,装富足,装有文化,装懂这个懂那个,媚俗之外我们还趋之若鹜的媚雅,能够不装的确是难得,理应竖起大拇指称赞。从这个意思上来讲,"西贡在巴黎"若想不装,就应更名为"西贡在北京",那我就能再宽容些,给它打到A-了。

记忆中的云南米线

  我从小爱吃米线。念小学的时候，离家不远的玉龙街上有一家"滇味餐厅"，其时知道过桥米线的四川人还少，凡成都只此一家，一时之间宾客盈门，颇负盛名。别的且不说，20世纪90年代的鸡汤都是正经老母鸡熬出来的，尚没有"一滴香""浓汤宝"这类玩意儿，一个斗大的青花大海碗，盛着大半碗滚烫的鸡汤，面上飘着黄铮铮一层鸡油，光气势上就把顾客震慑住了。过桥米线全靠汤好，极鲜的汤头，配上新鲜的生鸡片、猪腰片、鱼片、玉兰片、宣威火腿，都切得薄几如纸，连同一碗白坯米线，瞬间烫熟了，稀里呼噜吃喝起来，又猴急又怕烫，往往吃得一头都是汗！那种香甜与满足，长大后再不能得了。

  早几年北京西单商场也有一家专卖过桥米线的"桥香园"，那会儿也时常吆喝朋友们去吃。品种花样儿倒是多，可是味道比起十几年前的水准已经差了好远，问题大概就在那汤。虽仍能喝得出是鸡汤，只是极咸，因为多盐的食物保质期才长；又咸得很了，吃米线的人们就很难将它喝光，一晚上的剩汤搜集起来，第二日兑了水，略一熬制,又是一大缸——生意人精简成本,无它。及至大半年前再去,西单这家已不再挂桥香园的招牌,改成另一个什么园了,而连同南礼士路上那家仍叫"桥香园"且扩了店面的,竟都喝不出鸡汤的味道。这米线吃得我索然寡味,着实无趣了。

桥香园在昆明也是连锁店,2011年我还跟老公去过,味道比北京的强,但怎么也不及2007、2008年间去昆明出差的时候,当地同事带我去的无名小店。那是当地人寻常吃早点的地方,汤头鲜香不消说,米线也与众不同,一根都有半根筷子粗,据说是当地人极爱吃的,与那细细的口感相差甚远,是一种更质朴和本真的味觉体验。有什么配料我记不得了,但总归是令人慰藉的一顿。手工制来且个性做法的吃食怎么都比连锁店面流水线生产的要讨喜,因有人情味。

多数人只知道过桥米线,其实云南人吃米线的种类极多,我自己有幸,吃到过一种叫做"小锅米线"的。汪曾祺写自己在西南联大时期的生活,曾作过一篇《米线和饵块》,当中就有提到:"昆明的米线店都是用带把的小铜锅,一锅只能煮一两碗,多则三碗,叫做'小锅米线'。昆明人认为小锅煮的米线才好吃。"傻子都晓得小锅煮的东西才好吃,要么怎么说"开小灶"呢!我也就爱小锅米线。北京卖的小锅只一种口味,不知云南人如何称呼,有碎肉末、酸腌菜一类的,吃起来琐琐碎碎的,粗心的人往往米线都吃完了,大把的经典配料还沉在碗底。西单大悦城早前有一家叫做"蒙自源"的米线店有得卖,味道除了有点咸以外十分爽口,可惜竟撤店了——首都人民竟不懂得欣赏?看汪曾祺的文章,方晓得小锅米线的口味那才叫一个丰富,除了我提到的这种肉末的以外,还有"焖鸡米线""鳝鱼米线""叶子米线""㸆(火字旁一个巴,我查新华字典及古汉语字典都查不到,不知念什么,我猜想是四川方言里的pa,因为昆明话与四川话原本接近)肉米线""羊血米线"。其中"焖鸡米线"并没有鸡肉,怪得来只是瘦猪肉,煸炒过后,加酱油香料煮熟。而"叶子"并非植物叶子,乃炸猪皮!单看文字辅以想象的话,我以为最吸引的是"羊血米线":"大锅两口,一锅开水,一锅煮着生的羊血。羊血并不凝结,只是像一锅嫩豆腐。米线放在漏勺里在开水锅中冒得滚烫,羊血一大勺盖在米线上,浇芝麻酱,撒上香菜蒜泥,吃辣的可以自己加。"我想那一定要加一大勺鲜红的辣油才好吃啊!依稀记得他还提到过一种"肠旺米线"的,就是肥肠和血旺,我心中也十分向往。现如今昆明是否仍有这么多口味的米线有待考证,我2011年去的时候特地在他提到的几条街上都转了转,到底是一家都没有发现。

这次跟朋友特地去东便门的云腾宾馆吃米线,她在我的建议下要了一份传统的"过桥",我则要了"小锅"。可是"过桥"的量变得很少,简直是精巧了,很适合胃口小的女士,依我目测未必能将一个孕妇喂饱。而"小锅"的味道竟没有了记忆中酸腌菜的口感,木木的,一点不酸爽刺激,颇教人失望。更后悔的是,我没有点"凉拌米线",这原本也是我的心头好,酸辣爽口,回味无穷。都说孕妇不能嗜凉，我是连凉拌的主食一概蠲了，小心得过了头。

哀哉！原来人心不古的直接体现竟然是菜品质量的衰败，云南米线的下坡路估计是要一泻千里无可挽回了。

朴直的胡椒虾

大肚婆一旦惦记上什么吃食,那可真真不得了,我听说过大半夜里想吃番茄肉酱意大利面的,算来不是什么稀罕物儿,但就是一时求之不得,心烦意乱抓耳挠腮,把个睡得正香的老公喊起来又揉又搓——无法可想。

我最近惦记上了一道台湾菜——胡椒虾。我没有去过美丽的宝岛,但亲友多有去而又去、赞不绝口的,心向往之。这道胡椒虾乃我前年和老公去杭州的时候偶遇,不知是否因为旅途中的饥肠辘辘,我记得在西湖之畔暴走了一整天的我们撞进这家台湾人开的小馆时吃得满嘴流油,左右开弓,幸福不已。小店菜品主打是虾,品种不详,比基围虾大,当然,比龙虾小,一尾尾新鲜得活蹦乱跳。有胡椒味、酸辣味(泰式辣椒酱)、酸味(柠檬)、咖喱味等等,除胡椒味必须至少买一斤外,其余的可从半斤起买,价格在59到79元之间不等。出于一贯的保守态度,我们只点了半斤虾,配菜是一碟不知和什么贝类同焖的白油丝瓜,清爽润滑,咸淡适宜。剥一只辣虾大嚼大吮,夹一筷嫩软的丝瓜,很有些刚柔并济的味道——哦,对了,末了还要咂巴一下有滋有味的手指,啧啧!比日啖荔枝三百颗的东坡居士还要惬意。他是曾以荔枝比河豚的,我今便以胡椒虾比他的荔枝——一般的不着调。

于是乎,不容惦记点儿什么的小孕妈迅速约了小姐妹在什么都有的北京城里觅到了这道菜,而这一回,是岩烧的。据说岩烧这种烹饪手腕源自澳大利亚,是将火山岩切成岩板后,用特殊烤箱将岩板加热至400℃,再运用岩板内含的热力来烧烤食物。实际上,管它岩烧还是火烤,哪怕电烫的呢,不过是店家打出的一个噱头,我浑不介意。我只管肉质是否鲜嫩,是否膏腴,是否香甜美好,是否足以打动我寂寞的"孕胃"——它的的确确前三样都做到了,可为何我的心里仍有一种不足?是因为少了那碟爽口的配菜?还是缺了江南湿溽蒸腾的盛夏之气?是因为食用之前不曾奔走一天,劳我筋骨、饿我体肤?抑或装修得现代时尚的店面不如街边小馆那般亲近、平易,教人心底油然而生一种可以敞开肚皮大吃特吃的安全感?

京城这家主打台湾名人私房菜的馆子起名叫做"饭前饭后",单看店名我会以为是卖特色小点与甜品的。本来么,饭前与饭后嘛,偏没说正当饭时。然它的菜品又全是一道道正经得不得了、宏大得不得了的正菜。如此名不副实,莫不如改名为"星家私房菜",不更主旨鲜明、一目了然?怕什么俗、又装什么小资呢?

我还记得杭州那家小馆,不够醒目的店招,名字有朴直之风——"雄哥胡椒虾"。在它的盘碗杯勺上均印刷着两行小字:"实在为人,认真做虾"——由做饭而做人,简单的道理,却是知易行难。不大肆宣传美味却单以此八字自我勉励,足见店主的用心。我着实钦佩。

忧伤的甜品

这家餐厅起名为"LMPLUS",从菜品上看卖的应当是意餐,不过我绝不会学究到去考据明白。我倒更蛮横的喜欢自己的穿凿解释:LM,不妨谐音为"朗姆",PLUS是英文"加"的意思,再加多一点朗姆酒,不错,令人联想起香甜可口的冰淇淋或巧克力。我由此认定它家的甜品必是美味的。

于是我们点了"浓咖啡浇香草冰淇淋"。

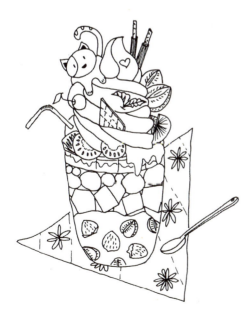

咖啡对我这个准妈妈而言有种难言的禁忌之惑,愈是不准、不能、不好光明正大吃的东西,愈是教我牵肠挂肚,念兹在兹——偏生怀孕的人嗅觉与味觉又格外敏感。难怪千年以降,中国的男人们都对"妻不如妾、妾不如偷"的情爱箴言津津乐道,原来偷得的欢愉的确最能挠到心

痒处。而古语又云，"食色性也"，对于世间的饮食男女而言，不好偷情则不妨偷食，一样那么快乐。

咖啡之热烈遭遇软冰的零下十五度，深度烘焙过的苦香与香草的清甜水乳交融，这多像是深情热切的青年恋上了放荡冷漠的淑媛，轰轰烈烈，缠缠绻绻，却注定走不到地久天长。

我用最小的勺子，一小口，一小口，抿得小心翼翼，生怕打搅了这甜蜜的忧伤。不待我吃到三分之一，冰淇淋完全融化，混成了一杯冰咖啡。我没有继续喝下去，余一些感官的遗憾，就像那苦涩的爱情，回味时却也香醇动人。这不就是莱昂纳多最近那部《了不起的盖茨比》么?

偶尔"垃圾"

自怀孕以来,每天一睁眼就被一大堆东西簇拥着,不是说人,而是各种严密的关心。如果把这关心像洋葱一样的剥开,那最外面一层与最里头一层竟是一样的,那就是里三层外三层的"这个不许"和"那个不许":不许弯腰,不许玩儿手机,不许长时间久坐不动等等,而其中最多、最严重的,还要数各种不许入口的吃食:辛辣、寒凉、活血、刺激、神秘——凡搞不清孕妇可不可以吃的一概杜绝,大有宁可我负天下人的孤高一世。

于是,我这个如同古时闺阁女儿谨守男女之大防一般被看护起来的未来妈咪,在老妈和老公严防死守了近四个月以后,心底蠢动的欲望就像夜半中天的月亮,忽然破云弄影的大放光彩——瞅准一个放风的机会就要反其道而大行之,要破戒,要任性,要纵欲,要……总之什么不好吃什么,什么令你们大惊小怪吃什么,什么"垃圾"吃什么。而那个"什么"不一定要美味,但一定要够"垃圾"就是了!

几经挑选,在理智和欲望之间来回摇摆、妥协、中和，我选择了一样许久没吃、平时也未见得怀念，却想起来很有食欲的好东西，传说中马可波罗从我大元朝带回意大利的食物——披萨！

披萨绝对"垃圾"啊！一块死面饼，上面嵌着香肠培根之类饱含亚硝酸盐的陈腐肉食，号称海鲜口的会有零星几个破碎的虾仁儿和身世可疑的贝类，再有就是甜腻的芝士，高脂高油也当然的高卡路里，唯一像点样子的大概只能是切得细细碎碎的洋葱吧？倒是传说中降血脂的好东西，可惜也烤得熟烂了，不复刺激的鲜辣，想来营养也都流失掉了。其实，只要想想国内最大众的披萨世家必胜客的后台老板——虽然披着高端大气上档次的外衣，可血缘上却是大受抨击的肯德基的亲兄弟，这种玩意能健康到哪去？

可是真的好好吃。如果你吃过京城稍微正经些的意大利馆子烤出来的披萨——由于跟其他主菜相比太过廉价，连放进主菜单里的资格都无，而是另做一页，轻飘飘的塑封一下，只有熟客才知道有它的存在，被问到的侍者都还颇不情愿的藏着掖着——即便扭捏鄙薄如此，品质却有许多可赞之处。一定要选薄底的，不足你食指的厚度，边上一圈焦而脆，颜色却还是金黄的，绝不会给你致癌物质之类不愉快的联想。淑女们只会伸出左手的三根指头轻轻捻起一小块扇面，有人喜欢略略卷起两翼，使之微微的翘着，更有掌控感似的愉悦，也更活泼，正好配合嘴里杂拌的、跳跃的滋味——有烟熏的火腿，我的最爱，红的、半透明的薄片；有切得刚刚好的帕玛森奶酪，太碎则失去了质感,太大又不够精致;再有,再有就只是不知名的绿叶了(这也是西餐厅胜过快餐店的一大好处,够新够鲜够绿),连不知是树叶还是蔬菜,味道都平和老实,一点不出挑的一丝若有似无的清香,调和了火腿的咸与奶酪的甜。于是你感觉舌尖被抚慰了,大嚼大咽,于是寡淡的胃也被抚慰了,今晚这一切破戒、冒险都得到了报偿。

名噪一时的辣妈小S曾经说过,孕妇最重要的是开心,我喜欢吃的宝宝也喜欢吃,我就中意可乐加冰,侍应生问我到第三遍,我还是说:可乐,加冰!她说的有没有道理或是任性,故意语出惊人搏眼球我不知,但我的的确确感到适度放纵的需要,是身体的也是心理的,就像在密不透风的房间里待久了,开一扇窗,吸一口外面世界的空气,哪怕那气体里混合着北京上空的PM2.5,也是身心皆宜的。古时的闺秀碧玉们就是给禁锢得太严太死,效果适得其反,你不见她们动不动就要闹一出西厢,来一折墙头马上,不在梅边在柳边什么的么?

烘焙时光

怀孕之前我格外嗜甜，怀孕以后、"糖筛"之前还能略有控制，一旦排除了妊娠糖尿病的风险，马上又开始肆无忌惮的大吃特吃起来。记得有部很励志的韩剧女主人公是一位胖胖的西点师傅，她相信有了甜品，生活的滋味便会有所不同，再苦似乎也能教人吞咽得下了。所以，尽管卡路里是所有女人的魔咒，我仍然一直勇敢的与之既团结又斗争——而孕中真是心安理得增肥的好时机呀！

今天则更加特别，因为，我要生平第一次亲自动手为自己烤—饼—干！我的脑海里不可遏止的浮现出了小学时代上劳动课的情景：第一次包出四不像的饺子，鼓起勇气把班上长得最好看的男同学堵在楼梯口，邀他品尝⋯⋯害羞，兴奋，自顾自奉上一片心意的纯真，创造的愉悦与满足，所有所有美好的字眼——哎，老师说过，劳动的滋味才是最美妙滴！

仿佛是经历了一辈子那么久，今日方才正要重温这种DIY的乐趣，身上每个细胞都跟打了鸡血似的怦怦跳动，活力无限的支撑着我捧着大肚皮，一路穿过天朗气清的城南好天气，挤上拥挤的四号线，地上地下的穿梭一个小时前往闺蜜家——拜师学艺。

作品：黄油葡萄干小酥饼

原料：黄油75克

低筋面粉120克

鸡蛋1个

糖粉60克

葡萄干若干

步骤概要：

第一步，将从冰箱里取出的黄油自然软化。为了节省时间，我的师傅烧了一大锅水，将坨状的黄油放入玻璃容器，浸于热水中……于是，不到十分钟就收到了立竿见影的效果——原先冰冷的黄油现在呈温润液体状，像是被你暗恋了许久的那个冰块脸男生朝你露出了善意的微笑，浑身上下闪烁着诱人的金黄色光芒。

第二步，将糖粉和全蛋液依次倒入黄油中搅拌均匀。60克糖粉是20块饼干的用量。事实上，当我们把这看上去似粉似霜的东西上天平称重的时候，不由得一再惊叹，60克当真好多好多，足有平日一饭碗的体积！此时此地，此情此景，各种罪恶感涌上心头，眼前这香喷喷、甜滋滋、散发着热气的黄油得有多少热量？脂肪？一细想就完蛋了，赶紧打住！上帝原谅我，我是馋嘴的孕妇，我的身体需要能量，我的宝贝爱吃甜食（遗传），我不下地狱谁下地狱，我这是母亲的伟大的牺牲啊！阿门！

第三步，将葡萄干每颗至少一分为二的切碎以图最佳口感。这是件琐碎的劳动，想吃到精致的美食就不能偷懒，这个世界向来如此公平。我打心底爱干这样的细活，耐心、专注，分明是暴力却又有些毕恭毕敬，像日本人加工青芥，面对尚活着的瓦萨比君念念有词：谢谢你的恩赐啊，山葵君，每一次对着你动刀，我都恐怕你会流血呢……

第四步，将加工好的葡萄干、低筋面粉倒入黄油，搅拌，直至成为柔软均匀的团状。

第五步，将上述面团制成约4厘米厚、6厘米宽的长方体，放入冰箱冷冻1小时——再一次，耐心大考验。

第六步，使出吃奶的力气，将冻得硬梆梆的面团切成约8到10毫米的片状——这就是有模有样的半成品了！由于没有模具，我们做的长方体很不规则，切的时候不时有豆大的黄油面渣裹着葡萄干掉下来，我忍不住偷偷放进嘴里，嗯，甜！案板上的食物果然最好吃。

第七步，抓耳挠腮的等待烤箱预热十分钟，按捺不住激动的心情将已成形的饼干放进烤箱，中火烤炙二十分钟——一阵阵黄油、鸡蛋、烤熟的面粉的香气渐渐弥漫开来，引得我食指大动。据说如果不开窗户的话，这美好的味道第二天也不会消散！

当烤箱门打开，两个年龄加起来六十几岁的女人像孩子一样伸手去抓滚烫的饼干，一面叫着好烫好烫，一面迫不及待的掰开往口里送——渣子掉了一地。好幸福的馋样

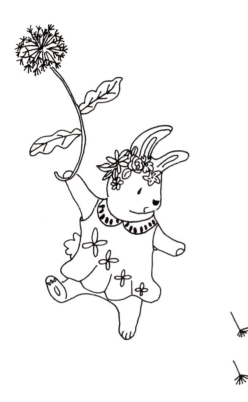

儿!久违的,劳动的快乐。

实际上,这样烤出来的饼干第二天才是最美味的,当热度褪去,香气温和冷静,饼干变得愈发酥脆,配合葡萄干绵软的口感——哦,舌尖上的缠绵。汤姆·克鲁斯大帅哥有部电影叫做《芳草的天空》,里面便提及了这种"延迟享受"的乐趣。

怀揣着自己的劳动成果,满心热乎乎的喜悦,我在迅速变黑的光线里再次挤上地铁……暝色四合,熙熙攘攘的街头尽是形色匆匆赶回家吃晚饭的人群,兴许是因为遐想着向孩子他爹献宝的得意心情,连冬日傍晚的寒风吹在脸上也变得和蔼温柔了呢。

鱼头的思想

《鱼头的思想》是我八年前在涵芬楼买的一本评论美食的散文集。难得里头提到的食材都属寻常,烹煮之法也未见得新鲜高明,丝毫不符合眼下矫揉造作的风气;然而因为与己切身,偏能念得我口舌生津,字里行间有相知的喜气。

孕中胃口始终不佳,传说中大吃猛吃的状态从未降临——除了偶尔几次专程外出"腐败"的经历以外。可喜的是,一边翻翻旧书一边回忆自己听过、见过、吃过的好东西,这感觉在我却格外受用。口腹之欲用精神食粮来填补,倒也有滋有味。

书中的一些好段子,念过又念,余香满口:

说羊肉汤:"没有冬天不是冷的,暖冬也一样。我觉得冬天的意义,就是要喝好多的汤。这些汤要有一些补性,暖胃,渐渐的暖到脑子里,暖到了精神,做的文章有一片亮色,像下午的冬阳从窗玻璃照进来,人生暖融融。"

——四川人牛肉吃得多,羊肉则偏少,但却有在冬至日喝羊肉汤的传统，汤面上洒一层切得细细的芫荽，有浓香而不腻。上个月北京供暖之前有一晚起了好大的风，我躺在床上一左一右地"烙烧饼"，天色发白尚不能睡，反反复复思念的就是这碗羊肉汤。老公也对羊汤颇为钟情，这是在吃这方面我们为数不多的共同点之一。所以，我预备今年冬至这天一定要早早的买一大块连骨羊肉，佐以白萝卜热热闹闹炖上一锅，一家人围炉煮酒，喝汤吃肉，闲话人生。窗外最好下起鹅毛大雪，北风呼呼的敲打玻璃，无可奈何的发泄对这满室皆春的嫉妒——关于生活，我怎么可能再奢望更多？

说吃烤羊排："或优雅，或奋勇地吃起来，前者谓之雅吃，后者为怒吃。"

——呵呵，雅怒我皆爱，人生同理人生同理，于是况味无穷。

说苦瓜："苦瓜为君子瓜，其味独立，不与他味混合。……其实大多苦味东西，都予人以善，比如黄连，它以极苦之味救人于热毒，苦瓜不及黄连苦，其性相近。"

——我爱吃苦瓜，爱其味清正。我也相信，人生百味，惟有苦过，其后香甜的滋味方能绵长不断；上来就甜，那是要腻的。

说扁豆："我喜欢'摘豆东篱下，悠然见南山'，摘豆有怡然的丰收心情。……我在山西平遥乡下见到过许多红扁豆，那些豆子像山西人一样质朴，红色也与艳丽无关，仿佛悠远岁月的红，抵达唐朝或汉朝。"

——我亦去过平遥，红扁豆没见到，只见过乡人用长方的木槽晒在门前的红辣椒。乍暖还寒的时候，日光稀薄，那些红色也褪去了鲜活泼辣，沉淀下怀旧的心情，与黄尘漫漫的古镇相般配了。

说绿豆汤："煮绿豆汤也是煮一样心情，像绿色而热烈的夏天被细细地煮碎了，再冰冻起来。……那酷暑里的冰舒，是庸常生活中的磅礴快意，去制造它，如人生的些许得意，暗含于心，也是一个小小劳动的报偿。"

——我不爱煮绿豆汤，爱炖银耳羹，大火烧开，文火炖两到三个小时，加冰糖莲子枸杞甚或西洋参。绿豆汤要冰冻的喝，快意是磅礴，银耳羹却不必太冻，略略有清凉意就正好，炎炎夏日里不激烈不刺激，温润缠绵，骨子里自有柔情无尽——为君洗手做羹汤就是这番意思了。而春秋冬三季都还可以温热地喝，去燥润肺，滋润的更是你疲惫干涸的心。

说盐："缺少盐的日子，我们的灵魂无处寄托。"

——极是。你当真饿的时候，必定是想吃咸的东西，甜食第一口解饿，多了则令人反胃。所以，当真爱一个人时，必然是像爱盐一样的爱，甜甜蜜蜜不过是调味，你想起他的时候应是咸湿心情。

说煮鱼："又必须久煮，俗话说千煮豆腐万煮鱼，煮鱼跟交朋友一样，时间愈长，则情谊愈深。"

——所以说小朋友们一时恼了一时好了，大可不必伤心，百年虽短，岁月悠长，多少今日发誓赌咒永不再见的冤家，一转弯就在下一个路口撞见了，他眉目依稀，神情仿佛当年，还记得昔日唤你的小名呢！莫不只能相逢一笑?连恩仇都不必说,问声好足矣:"原来你也在这里。"

说泡菜与散文:"散文这事物就是有了构思,还在腹中酝酿一些时日再端出来,难怪人称文人皆酸,此与酝酿有关,文人显然是泡菜坛子一个。……而青年文人造的就是一股子青味,鲜则鲜矣,醇厚还属百年老水,可解大醉还能醉人。"

——我家亦泡得有泡菜。在北京条件稍差,不得老四川那种陶土的大坛子,将就用玻璃容器小小的泡了一缸,常年有鲜红的辣椒和爽辣的嫩姜,间或泡一些青笋头、白菜帮子、萝卜皮之类,尽是些不值钱的零零碎碎,却提鲜、好吃、下饭,也是过日子惜福知足的心意。我读书作文皆慢,喜欢品,喜欢咂摸,亦喜欢一切陈旧的、有时间味道的东西,也许,就和从小吃了一肚子泡菜有关?

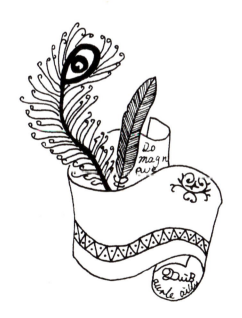

说北京的春(无关食物,但我诚然喜欢这句):"北京的春天,颇似一个虚度光阴的顽皮少年,一心要将这一段好时光糟蹋了去。"

——京城春日之短暂犹如企图用言语描述它之匮乏,但也是好,春闺中女儿家的寂寞便可以少些,一朝起床夏虫啾啾,心情也尽可以热烈奔放了。

……

美好的食物令人精神愉悦，美好的词句文章当然更是。我合卷畅想产后家庭煮妇的生活，挽起袖子为他们父子/父女做饭，放下袖子读书写字，清茶淡饭陋室简居也好，生活必定是有滋味的呢。别无他求。

给陶陶的一封信

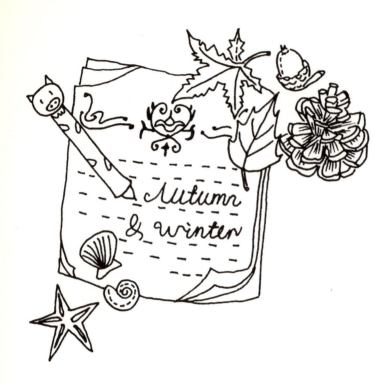

我最最亲爱的宝贝：

这是妈妈给你的第一封信，也是你在这个世间收到的第一封信——我很高兴能成为第一个给你写信的人呢（笑）。

你在甲午年的第一天来到这个世界，正如与你一样同是正月初一生日的妈妈的一位密友所说，我想我们不得不感谢生命与季节如此特殊的相遇——仿佛一切旧的恰如其分地嘎然而止，一切新的伴随着你的到来而徐徐伸展，迎来地球上生生不息的、又一个明媚的春天。每念及此，妈妈心底就忍不住涌起一阵莫名的感动，感谢上天将你赐给我，令我从此成为一个母亲，令我的生命因此而更加丰盈、生动，拥有更多的层次与内涵。

然而妈妈这封信的主旨除了向你表达祝福与感激之外，更重要的是要对你说抱歉。这不是一个容易开口的话题，但妈妈还是决定鼓起勇气向你袒露心扉。

孩子，非常对不起，妈妈在没有经过你同意的情况下，在你仅仅只有一个月大的时候，擅自决定不再用母乳喂养你了。

妈妈在你出生的过程中吃了很多的苦头，当然这绝不是你的错，你只是无辜的欢喜着来到这个世界，妈妈爸爸及全家都对你的到来感到无比兴奋、激动和幸福满满。然而因为自身体质等原因，哺乳这件在旁人看来也许稀松平常的事竟给我带来了巨大的痛苦。每当月嫂将哇哇大哭的你抱到我身边的时候，我的第一反应不是敞开怀抱迎接你，而是本能的往后躲！你总是张着大嘴着急异常，那狠狠的模样好像要在我身上生生撕咬下一块肉来。我总是忍不住想起在动物世界里看到的嗷嗷待哺的雏鸟们，在鸟妈妈捉来小虫子的那一刻，那一张张小嘴拼命的张着、要着、暴力争抢着，没有丝毫想象中的温馨和美。可是，没有人要跟你抢啊！妈妈总是对你说，宝贝慢点慢点，都是你的，没有弟弟妹妹……当然，你不可能听得懂，而你的着急兴许果真是小动物的本能吧。说实话，身为母亲我应当是为此感到高兴的。我好似看到你体内蓬勃的生命力如破土的嫩芽一般，用力顶开初春的冻土，向上、伸展，满满的都是劲儿。只是你还是把妈妈的乳头嘬破了，尽管现代医学昌明，爸爸妈妈一起想了很多办法来治疗这尴尬娇嫩的伤口，但效果始终不太理想。它带给妈妈的心理上的恐惧远胜过肉体之痛，以致妈妈一度在喂完你以后不敢放下衣服（垫上棉垫依旧不行），成天晃着两个大奶子在屋里走来走去，活像一头神气活现的母猪！看到这里你一定笑了对不对？呵呵，妈妈也想笑，谁能想象一向斯文讲究的我竟会以这么一副形象出现在家人及月嫂面前！

然而自嘲如果能解决所有的问题倒也好了，可怕的是，妈妈因此没有办法抱你了！连柔软的织物的摩擦我尚且受不了,试问又怎能忍受你在胸前拱来拱去?你还不断地用脚蹬踹,完全不晓得妈妈肚皮上还有一道初愈的刀口。

随着精神与体力的慢慢恢复,在所谓的"月子"即将届满之时,妈妈能感觉到自己内心深处越来越浓厚的想要抱你、拍你、亲你、抚摸你的欲望,这种本能的母性的冲动尽管由于剖腹产所带来的一系列伤痛姗姗来迟,然而它毕竟是来了!滚滚而来,汹涌而至,突然就淹没了妈妈的心。于是,妈妈决定,地球人再也不能阻止我们母女亲密接触的节奏了!

在彻底断绝母乳之前,妈妈也尝试过使用吸奶器将母乳吸出来给你喝——你真是天底下第一体贴的好孩子,从你出生第一天起,你从未挑剔过什么,给你母乳你便喝母乳,给你奶粉你竟也欢喜,给你乳头你本能的吮吸,给你奶嘴你也没有丝毫抱怨。原本妈妈也可以一直这样吸出来喂你,但是一来妈妈的奶水很少,长期的贫血加上手术时的元气大伤,不是喝几碗汤汤水水就可以解决的,费心费力吸一次奶还不够你一顿的饭量。二来妈妈的睡眠一向很不好,有了你以后每天更是只能抢时间零零碎碎的睡觉。妈妈实在做不到你一闹就精神十足的醒来,你一睡也马上跟着闭眼。往往是你不需要我的时候我兀自一个人孤独的醒着,被失眠搞得满心沮丧精疲力尽——在这种情况下,夜里胀奶的不适变得越来越无法忍受,关于乳腺炎的焦虑更是时时困扰着我。与其被自己的乳房彻底击败,成日家神经兮兮情绪低落动不动就处于崩溃的边缘,不如放弃全世界都清楚比起奶粉有太多优势的母乳，给你换回来一个心理健康的妈妈。你所渴望的，不仅仅是那一口"粮食"，不是么？

宝贝，你要相信，尽管妈妈可以再列举更多的理由，妈妈的心里对你始终是充满了愧疚的。有好一阵子，一想到停止母乳喂养这一自私的决定，妈妈的眼泪就像断线的珠子一样往下掉。爸爸当时已经被妈妈搞得不厌其烦，听妈妈的述说听得耳朵都起了茧子，妈妈只好望着月嫂怀里的你默默地流眼泪。几乎没有过来人尤其是与妈妈同辈的、曾坚持母乳喂养的朋友们支持妈妈的决定，她们都竭尽全力鼓励妈妈忍耐、努力、再努力，那种被全世界所不齿的感觉，被自己看不起的羞耻与罪恶感像虫子一样吞噬着妈妈的心，但是妈妈最后仍旧固执己见了，仍旧选择了不把自己逼到墙角，选择不为你付出全部。

宝贝，要知道妈妈对你的爱不比那些母乳喂养的母亲缺失什么，我保证，你在任何时候都可以将我当作永远可信任的依靠，但是，与此同时妈妈也想告诉你的是，妈妈也必须爱自己。有一天你会懂得，一个不爱自己的人是没有能力持续地向他人付出真爱的。倘若妈妈今天为了你令自己痛苦到超出某个底线（而这一切原本是有更好的解决办法的），那么将来有一天我会把自己的人生价值全部构筑在你的人生之上，我会忍不住要求你的一部分是为了我而活，你会频繁的听到我说："如果不是为了生养你，妈妈当年如何如何"，或者"你怎么能这么不听话，你知道妈妈为你付出了多少吗"……届时你会感觉到我在向你索要回报，尽管我可能仅仅是受潜意识所驱动，我并未有过这样清醒的要求。这，就是人性。妈妈不想要这样的母女关系。妈妈希望你明白，我爱你，没有任何附加条件，不是因为你漂亮、你聪明、你乖巧，没有，只是因为我爱你；我为你所作的付出，全部是出于本能，与责任道德没有关系。如果有一天你因为各种原因需要妈妈为你付出生命（前提是再无他法可想），我可以想象我会心甘情愿这么做，但那也是因为纯粹的动物性的母爱，与其他一切社会性的因素无关。也因此，在你内心深处本能的对我的爱以外，我也不会对你要求更多。当然，我们作为社会人，都会受到这个社会所倡导的伦理道德之约束，在本能之外如果你还能够做到"老吾老以及人之老，幼吾幼以及人之幼"，妈妈也会为你感到高兴，因为那是高尚的道德——不过说到底，我终是希望那更多的是源自于你对这个世界的大爱。

除此以外，我希望你拥有完全属于自己的精彩的一生，带着爸爸妈妈对你的教育的影子，接受我们诚恳善意和具有建设性的意见，但一定要超脱于家庭对你的影响，真真正正的．自由地做自己。就像在决定母乳还是奶粉这件事情上妈妈有自己的想法一样，在你人生的任何一个时刻，妈妈都支持你拥有自己的视角和观点。

今天，妈妈选择接受自己的娇气、懦弱、不能吃苦，接受自己无法成为一个完美无缺的妈妈的事实；明天，妈妈也会选择接受你不那么聪明、不十足的懂事、有这样那样的缺点。你肯定不会是一个完美的小孩，谁也不会是，但你仍旧值得被爱。希望你首先学会爱上那个不完美的自己。这，是人生的第一课。

你想象不到有多爱你的，妈妈
2014/4/14

后　记

　　写作与其说是与我梦想相关的一件事，不如说是我孜孜修炼的一门功课。我是地道的理科生，财经院校毕业，金融机构工作，和许多20世纪80年代出生的孩子一样，迷迷糊糊就踏上了一条稳妥的人生道路，无所谓选择。2006年我刚刚进到一家大型商业银行工作，偶然间瞥见一位同事的博客，惊讶于他竟可以那样精致绵密而又不动声色的记述自己的情思，遣词造句都是鬼斧神工，闲闲淡淡的抛出一句什么话来，读来竟是惊心动魄。我感动且欣喜，仿佛心夜里一盏蒙尘的灯，被过路的人无意中揿亮了。

　　于是，我开始更频繁的思考和动笔，不为攀比或追赶，而是我的心止不住的跌落了，跌进对文字的、安静的热爱与沉迷中。每天晚上，我遣走我的思绪和情感，任它们到天马行空的无边无际处纵身一跃。

　　在文思的天空里，我变得勇敢而任性，不再是单位里那个怯懦的小职员，也不复是自己喜欢的男生面前那个羞涩局促的傻姑娘，我的笑大声爽朗，我振臂一呼，山鸣谷应。

到我写下这本札记，我已经有惊无险地度过了生命中最孤单的几年。我有了一份长远、安心的陪伴，为人妻且即将为人母。孕时午夜梦回，我下意识地伸手抚摸日渐隆起的小腹，新生的温暖就那样触手可及，我惶恐得不知如何报答上苍的厚爱。

同样令我感恩的是，这次为了募集出版费用而开展的众筹活动。这一切都源自远在瑞典的我的好朋友古剑，她随口一句话启迪了我，随后，在窝头网（www.wootou.com）的鼎力相助下，只三五天的工夫，我几乎是鬼使神差地完成了这场并没有任何实质性经济回报的特殊"私募"。遵循常例，我在回报设置中制定了将对支持一定金额以上的朋友在序言中点名致谢的条款，实际上又何必如此，我对大家的感激之情是与金钱没有任何关碍的。当你们用自己的方式支持我，或参与募集，或替我转发造势，或给我一句加油，我只唯恐自己做得不够，我的书不够精彩，无法给予你们的善良和慷慨以平等的回报。尤其值得一提的是，许多我平时关注得不多、接触得不多的朋友也跳将出来为我呐喊助威，我的心既感动也惭愧。我问自己，是否一向自以为谦逊、包容、古道热肠的晓喻也有冷漠高傲的时候，也伤害过他人对自己所持有的、静默的善意。蓦然发觉自己曾有如此的辜负，这份将心比心的难过足以教我反刍很长、很长的时间。

当然有一些名字我是格外铭记于心的。感谢为我联系出版社的七仔爹，你好像总是能够出人意表；感谢在筹办婚礼的百忙之中为我作代序的亲密挚友张茜；感谢众筹项目的领投人王路,虽然因为服务器的失能导致你并非实际意义上的第一个支持者;感谢第一个打款给我的Eric,你的高效率令我信心大增;感谢远在杭州的小威弟弟,你一直以我的"粉丝"自居,带给我极大的鼓励;感谢我的好姐妹黄冀,因了你那天的一番话,我才决定不要被生活绑架了梦想,才生出做这件事情的勇气;感谢子君,在支持我的同时抱着"授人以渔"的心态教我电商知识;感谢吴幽,不遗余力的替我在同学中间宣传;感谢我的发小朱慧,我想对你说,其实你也可以放手去做自己喜欢而擅长的事,我相信你会收获更多的快乐;感谢刘杰和燕子,为了付款大费周章,生怕自己的行动不够及时;感谢我的导师,中央财经大学的郝演苏教授,远在莫斯科还为我吆喝叫好,您从没有以世俗的标尺去衡量自己的学生,总能看到每个孩子身上不同的闪光点;感谢娟姐,在开疆拓土无比艰难的创业初期还一直殷切的惦记着我;感谢盛盛,一次又一次热情洋溢的称赞我;感谢帅哥、帆以及丁丁爸、丁丁妈,你们对我和陶爸的鼓励和扶持是我们在异乡收获的最宝贵的情谊;感谢华韶军,虽然你话不多,不喜欢那些婆婆妈妈的,但我了解你对朋友的看重;感谢我的表妹王璐,作为家人你永远是我最坚实的后盾;感谢陶陶的丹丹舅舅和小猛姨,能得到你们的关爱是我和陶陶莫大的福气;感谢一直拿我当干妹妹看待、曾在我最低谷的时候陪我走过的何文峰;感谢Weison,你不但支持我做这一件事,更鼓励我大胆去追梦;感谢茉莉姐姐和黄豆豆,姐姐亦师亦友,早为我做出了身为女人和母亲的榜样;感谢学成、许姐、陈处、张辉、易辉、亚哥;以及,感谢为我慷慨解囊的谢世冬,虽然我们素不相识……

在本次众筹中我正好一共收到了100位朋友的支持,囿于篇幅,我无法一一道尽感谢,只好将心意深藏。

这本散文集的创作——其实算不得创作,毋宁说是平实的记录——是相当个人化的,部分篇章已在不同阶段有个别亲近的朋友读过。他们有一些是相伴我走过了生命中这特殊的一程,眼见我的喜怒悲欢,多少因为宠爱怜惜对我本次出书的动机与文字质量格外宽容;他们有一些是因为善于从他人的人生轨迹中反思总结自己的,从旁观到的幸福(或不幸)中汲取滋养与教训,只有极善良的灵魂才具备这种感受力,这在某种程度上代表着他们的心灵开放程度与人性水平。然而我在无比庆幸能先就拥有这样一批"读者"的同时,又不得不向他们及未来有缘见到本书的所有人致歉。只因我纯粹是想为女儿保存一份她未曾有机会亲历的记忆,在她终需独自面对这个并不完美的世界,开始懂得屈辱伤痛之时,看到爸爸妈妈曾是如何费尽心力要把她带到这一程的人世,如何战战兢兢而又无所畏惧的保护尚是小小胚胎的她,令她即使身处阴冷晦暗亦能遥遥望见家人为她燃起的、温暖跳动的火光。为了这样自私的目的出书,所以不得不恳请大家的原谅。至于文字方面,止庵先生在《今生今世》的序言中曾如此评论过他以为的一类"才子文章","无论意思文字,难免取巧做作,仿佛不甘寂寞,着意要引得读者叫好",我是纵有这个心,亦无此等才气,而又不甘流于肤浅华丽,只得将稚拙粗陋的文字原原本本的呈现给大家了。

　　最后，我还必须谢谢亲爱的陶爸。时常是夜已深了，我心满意足地窝在枕头上翻着闲书，你还对着网络苦心研究这一只那一只扑朔迷离的股票。我知道家里凡百生计事情都由你来担当，这的确是不太公平，我心底对你的付出是有无限知恩与感激的。天地荒荒岁月无涯，在对的时间遇到对的人，你是我生命中最幸运的一次相遇。

陶陶妈妈
于甲午年七夕夜